ブラキシズムの臨床
その発生要因と臨床的対応

佐藤貞雄／玉置勝司／榊原功二

ブラキシズムの臨床
その発生要因と臨床的対応

佐藤貞雄／玉置勝司／榊原功二

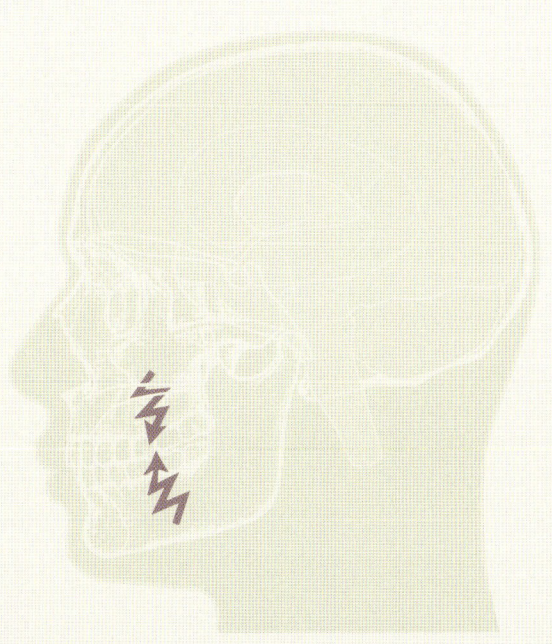

クインテッセンス出版株式会社　2009

Tokyo, Berlin, Chicago, London, Paris, Barcelona, Istanbul, Milano, São Paulo, Moscow, Prague, Warsaw, New Delhi, Beijing, and Bukarest

序文

　Bruxism という言葉は、Pietkiewicz M(1907)によって紹介された"La bruxomanie"に由来している。その後 Frohman(1931)によって"Bruxism"という英語表記が提案され定着してきたようである。ブラキシズムは、長いこと機能的に意味のない歯のこすり合わせまたはグラインディングと考えられてきた。この歯のグラインディングは咬筋をはじめとする咀嚼筋のリズミック、あるいは持続的な収縮であり、通常患者の自覚なしに発現する現象と理解されてきた。ブラキシズムは睡眠時ばかりでなく覚醒時にも発現するので、とくに前者を夜間ブラキシズム（Nocturnal Bruxism）として区別してきたが、最近では日中でも夜間でも睡眠中に発現するという意味で睡眠ブラキシズム（Sleep Bruxism）と表現するようになった。

　20世紀の初頭に紹介されたブラキシズムの概念は、約一世紀の歴史を経て、新しい概念に変わりつつある。ブラキシズムは当初、顎口腔系の異常機能と考えられてきた。しかし、20世紀の後半になって、ブラキシズムの由来や、生理的意義などについて新しい考え方、すなわちブラキシズムはストレス発散のための情動機能に関連しているという考えが提案され、現在では異常機能としてのブラキシズムから、正常な機能としてのブラキシズムの地位を確立しつつある。

　一般的に、ブラキシズムは多くの人に、高い頻度で認められるものである。ブラキシズムは、咀嚼や嚥下時の歯の接触に比べ、咬合に関連して顎口腔系に及ぼす影響は重大である。それは、咀嚼や嚥下に比べると上下の歯の接触時間が長く、しかもその時の咬合力ははるかに大きいからである。咬合学的にも、咬合様式や咬合誘導路、顆路傾斜、調節湾曲などが重要な意味をもっているのは、ブラキシズム機能があるからである。

　しかし一方では、日常の歯科臨床において、いつも悩まされる問題の一つとしてブラキシズムによる強力な力の問題が挙げられる。いくらブラキシズムが生理的に重要な意味があるとしても、歯科の臨床家にとってはやはり厄介な現象の一つとしてとらえられることが多いようである。歯科治療の計画や予後の判定は、術後の口腔系の健康に対する予知性が前提となっている。その予知性を左右するもっとも重大な口腔機能が睡眠ブラキシズムであろう。そこで、重要となるのは咬合理論である。

　人間がブラキシズムをしない動物であれば、複雑な咬合理論は必要としない。人間がブラキシズムをする動物であり、その人間を治療の対象とする医療であるからこそ、われわれは咬合理論と咬合の原理を必要としているのである。歯科医は、高度に進化したヒトの体の中でも、もっとも重要な器官である口腔系の、しかもきわめて繊細な咬合系の管理に責任をもち、その高度な医療を担当できるという喜びに心から感謝するとともに、高度な職業人としての自覚をもつべきであろう。

2008年12月

佐藤貞雄

目　次

第1章　ブラキシズムに関連する口腔疾患 — 1
1. はじめに　2
2. ブラキシズムによる口腔疾患（障害）　2
3. ブラキシズムによる歯・歯質の障害　2
4. ブラキシズムによる歯周組織の障害　5
5. ブラキシズムによる咀嚼筋の障害　8
6. ブラキシズムによる顎関節障害　9
7. ブラキシズムとその他の口腔疾患　10
8. ブラキシズムと口腔疾患のまとめ　10

第2章　ブラキシズムの生理的意義 — 13
1. はじめに──咀嚼器官の進化的背景と睡眠ブラキシズム──　14
2. 睡眠ブラキシズム　15
3. 睡眠ブラキシズムの発現機序　16
4. ブラキシズムによるストレス・マネージメントの概念　16
5. 生体のストレス性変化と咀嚼器官による攻撃性発現（ブラキシズム）の効果　17
6. ブラキシズムと咬合学　20

第3章　ブラキシズムと咬合学 — 23
1. はじめに　24
2. ブラキシズムを理解するための咬合の基礎　24
3. 咬合治療における睡眠ブラキシズムの意義　29
4. ブラキシズムに対応した咬合学　30
5. 咬合学におけるブラキシズムの重要性　30
6. ブラキシズム・グラインディング運動　31
7. ブラキシズムと犬歯誘導咬合　32
8. ブラキシズムから歯や口腔を守るための咬合のルール　34
9. 顎関節の滑走運動と咬合　34
10. オクルーザル・ガイダンスの順次性　34

第4章 ブラキシズムの診断 ——————————— 37

1. 咬合診査および診断の目的　38
2. 咬合診断のための下顎位　38
3. 咬合診査のための咬合採得　38
4. 咬合誘導路の診査　41
5. ブラックスチェッカーによる睡眠ブラキシズム時の咬合接触診査　42
6. コンディログラフを用いた生理的下顎位診査　42
7. コンディログラフによるブラキシズム運動の診査　45
8. セファログラムを用いた顎顔面骨格の形態分析と総合診断　47
9. まとめ　49

第5章 ブラキシズムを考慮した咬合構築（ワックスアップ）——————— 51

1. 順次誘導咬合　52
2. 生理的な下顎位　52
3. 咬合平面とアクティブ・セントリックの構築　53
4. 咬合構築の青写真　54
5. ワックスアップの実際　57
6. まとめ　62

第6章 ブラキシズムに対応した咬合治療の実際 ——————— 65

1. はじめに　66
2. 順次誘導咬合の概念　66
3. 順次誘導咬合の構築手順　66
4. ブラキシズムへの対応の確認　76
5. まとめ　79

索引　82

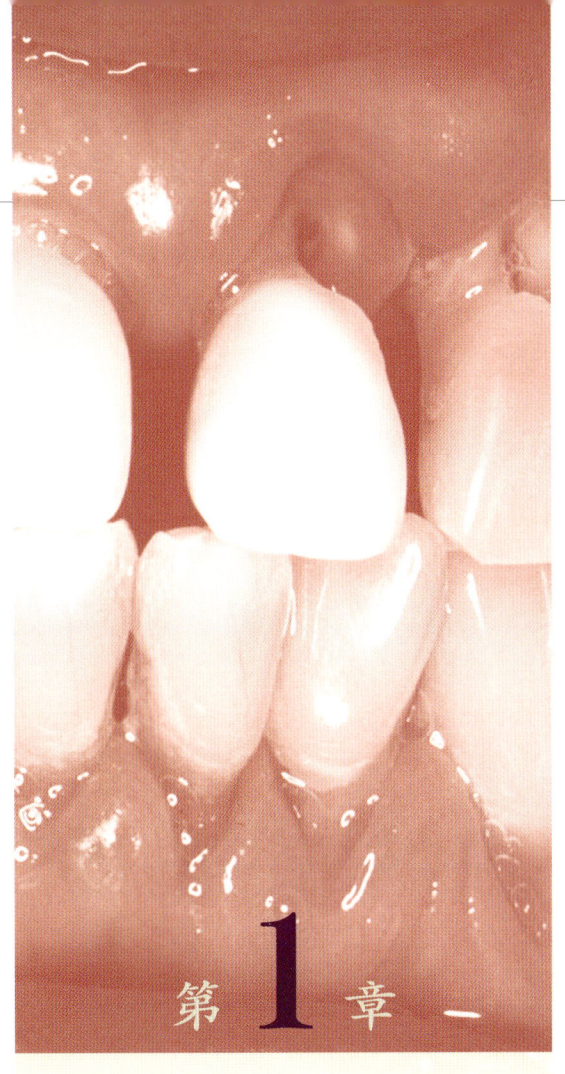

第 1 章

ブラキシズムに関連する口腔疾患

第1章 ブラキシズムに関連する口腔疾患

1 はじめに

Lee WCら(1984)[1]によって歯の歯頸部欠損と生体力学との関係について報告されて以来、咬合と歯の硬組織疾患や歯周組織の崩壊などとの関係が注目されてきた。その後、咬合に由来する生体力学と歯頸部の欠損(楔状欠損)との関係については、多くの研究者によって確かめられ、アブフラクション(Abfraction)という概念でまとめられた(図1-1)[2-4]。さらに歯のクラック、破折、知覚過敏、歯髄死などの多くの口腔疾患が咬合に由来する生体力学が関連していることが示されている。ブラキシズムに起因する口腔疾患をまとめると、次のようなものが挙げられる。

2 ブラキシズムによる口腔疾患(障害)

1. 歯・歯質の障害
   咬耗、エナメル質のクラック、歯冠の破折、歯冠修復物および補綴装置の破壊、歯頸部欠損(アブフラクション)、う蝕の発生、根尖病変
2. 歯周組織の障害
   歯肉退縮、歯周ポケット形成、歯槽骨吸収、歯の動揺、外骨症
3. 咀嚼筋の障害
   咀嚼筋の緊張、咀嚼筋の肥大、咀嚼筋の疼痛(鈍痛)、頭痛
4. 顎関節の障害
   顎関節の不快感、疼痛、雑音、開口障害、内障
5. その他の障害
   心理的緊張、疲労、不正咬合、インプラントの破折

3 ブラキシズムによる歯・歯質の障害

これまでの咬合あるいは顎運動に関する研究の多くは、咀嚼のメカニズムや咀嚼にかかわる咬合を基礎としている。しかし、咀嚼によって上下の歯が接触する時間はきわめて短い。これに対してもっとも強力な咬合力を発揮するのは睡眠ブラキシズムであり、歯科臨床で問題となっている咬耗(図1-2)、アブフラクション(図1-3、4)、外骨症(図1-5)、歯周組織の破壊、顎関節内障、筋緊張などの口腔疾患の原因は、睡眠ブラキシズムの考慮なしには説明できないものである。それゆえに、不正咬合や咬合理論は睡眠ブラキシズムを基礎において理論体系を再構築する必要がある。

McCoy G(1999)[5]は歯科臨床で長い間無視されてきた問題として歯硬組織の疲労を取り上げ、その重要性について報告している。その中で彼はこれまで一般的に認識されてきたAttrition, Abrasion, Erosionなどのう蝕以外の硬組織の喪失という考えに対して、さらに重要な要因として力による硬組織の破壊(Stress Induced Lesion)を加える必要があると述べている。確かに咬合に起因する力学的影響は想像以上に臨床歯科医療に関連している。

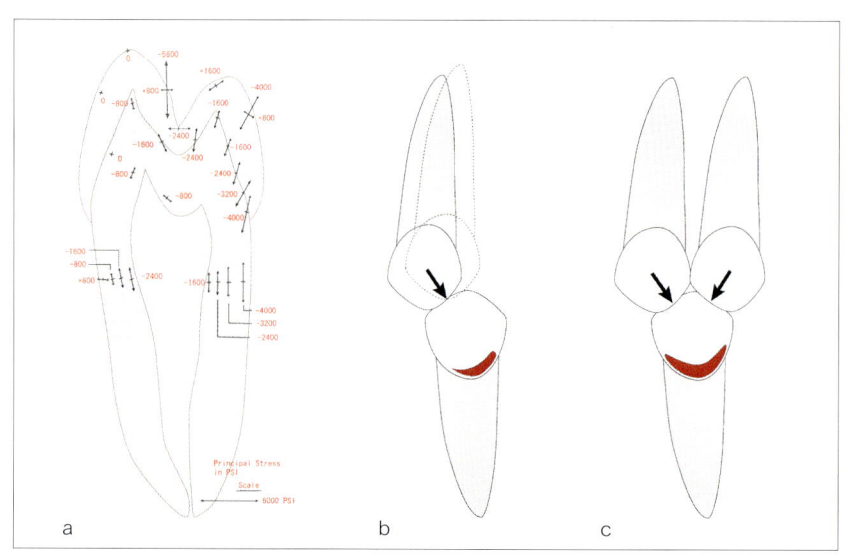

図1-1 **ブラキシズムと歯頸部の楔状欠損(アブフラクション)。** ブラキシズムに起因する強大な咬合力は歯の咬耗ばかりでなく、歯頸部の楔状欠損などの硬組織障害を発現する。咬合面に加わる咬合力はとくに歯頸部に集中して楔状欠損を発現する(aはMcCoy G. 1999[5]より改変して引用)。

3 ブラキシズムによる歯・歯質の障害

図1-2 歯の硬組織の崩壊(非う蝕性)。現代人における非う蝕性の歯の崩壊は、これまで考えられてきた咬耗症、侵食症、および摩耗症などに加え、慢性的に加わる強い咬合力負荷によって起こるストレス性損傷を考えねばならない。本症例(60歳)は過度の咬耗とともに唇側面のエナメル質の崩壊が認められた。

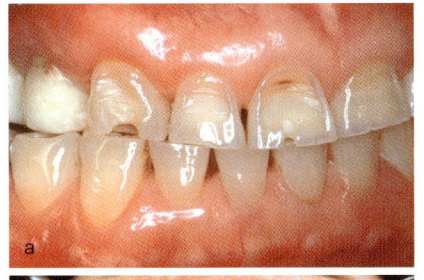
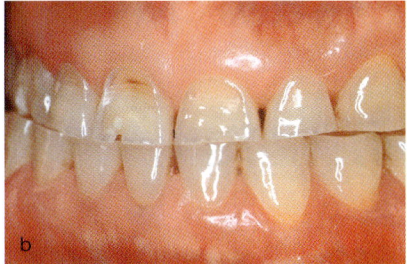
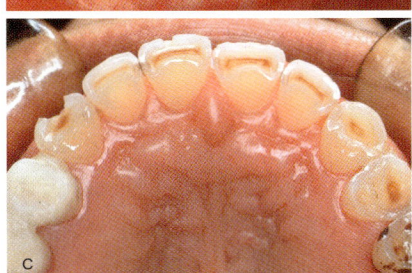
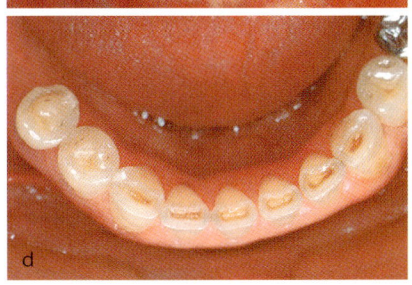

図1-3 歯頸部の楔状欠損(アブフラクション)。すべての歯の歯頸部に楔状欠損が認められる62歳の症例。

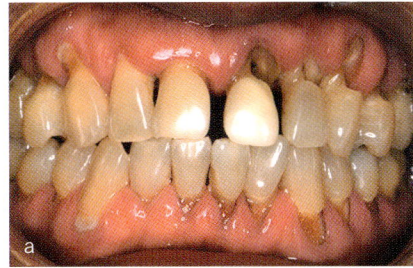
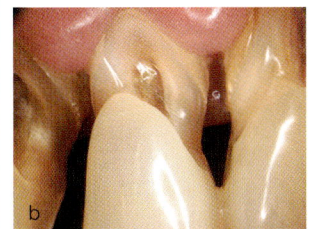
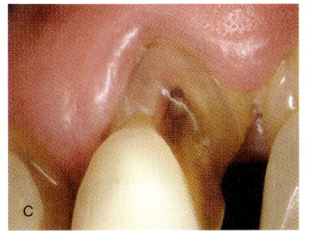

図1-4 典型的な歯頸部の楔状欠損(アブフラクション)。咬合面のファセットと一致して三日月状の歯頸部硬組織の欠損が進行している。

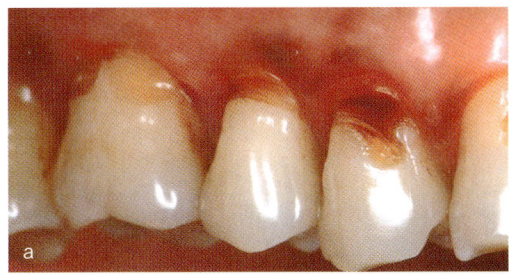
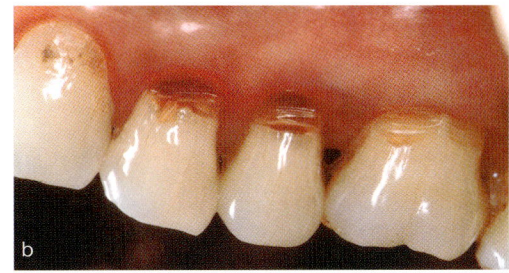

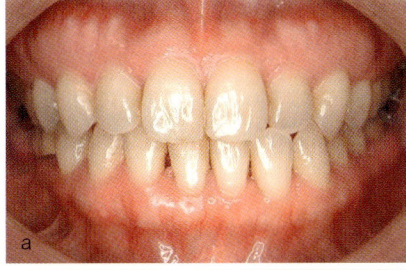
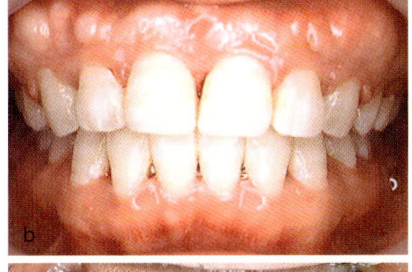
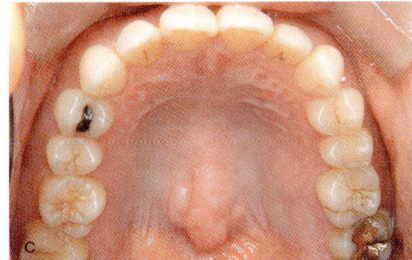
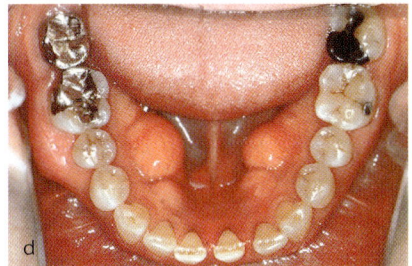

図1-5 骨の増成(外骨症)。クレンチングなどの強力な咬合力に起因して唇側面の歯槽骨の隆起(Torus Labiaris)や上顎の口蓋隆起、下顎の舌側面の外骨症(Torus Mandibularis)が発現する。

第1章 ブラキシズムに関連する口腔疾患

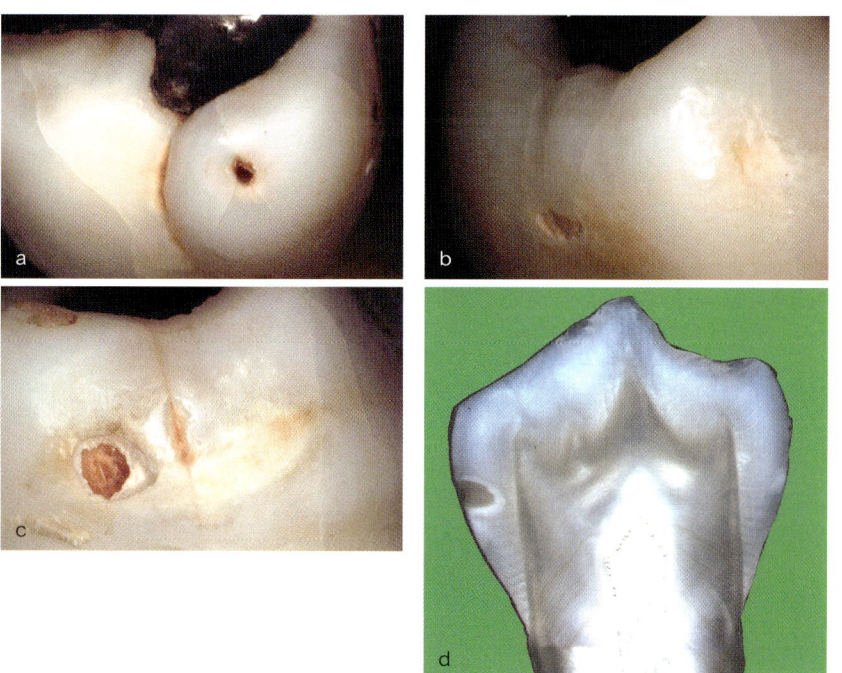

図1-6 エナメル・クラックとう蝕。初期う蝕や隣接面う蝕の一部は、強大な咬合力によって起こるエナメル・クラックと関連しているものがある。

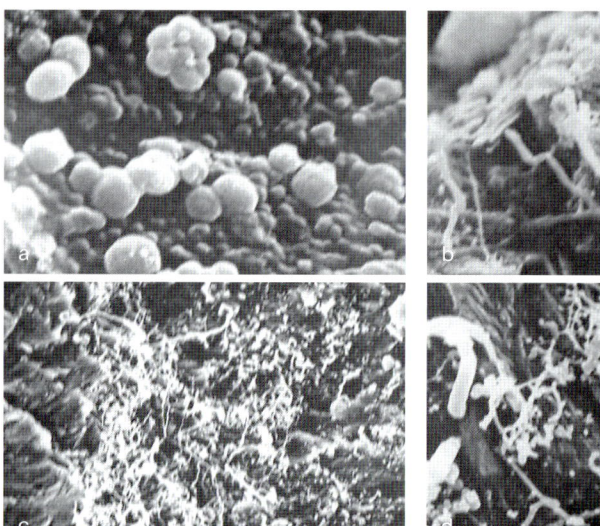

図1-7 エナメル・クラック内の走査型顕微鏡観察。エナメル・クラックを割断して顕微鏡観察した結果、クラック内には多くの連鎖球菌や細菌叢が観察されている（Seppa L, et al. 1985[7]より引用）。

先にも述べたように多くの口腔疾患は、強力な咀嚼筋活動をともなうパラファンクション（ブラキシズム）に起因していることが明確にされてきているが、これらに加え隣接面う蝕や平滑面う蝕などの一部もブラキシズムによる力学に関連している可能性がある。

う蝕はこれまで感染症と考えられてきた。そのため、これまでの予防歯科医学ではう蝕に対しても歯周病に対しても感染源である細菌を減少させることに主眼がおかれてきた。しかし、それでは説明できないエナメル平滑面う蝕も存在する（図1-6）。このようなう蝕の有力な要因の1つとして、ブラキシズムに由来するエナメル、象牙質などの疲労が考えられる。Turp JCら[6]はエナメルのマイクロ・クラックが感染の場を提供して2次的にう蝕を誘発する危険性を報告している。確かにエナメルの平滑面に発現している初期う蝕を顕微鏡で観察するとう蝕病巣に関連してクラックが観察され、しかもその内部に細菌叢が観察される（図1-7）[7]。このことは、う蝕の予防においても咬合由来の外力を無視できないことを示している。

図1-8 **若年者に見られる初期の歯肉退縮(Gingival Cleft)。**多数歯にわたって初期の歯肉退縮が見られた17歳の患者。

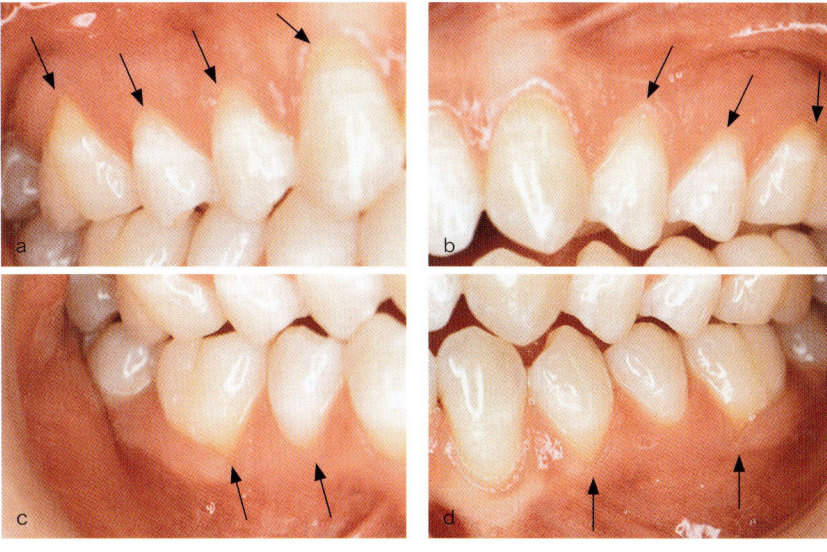

図1-9 **知覚過敏とエナメルの微細なクラック。**重篤な知覚過敏を訴えて来院した31歳の患者。知覚過敏歯を顕微鏡で観察すると、無数の微細な歯頸部クラックが観察された。

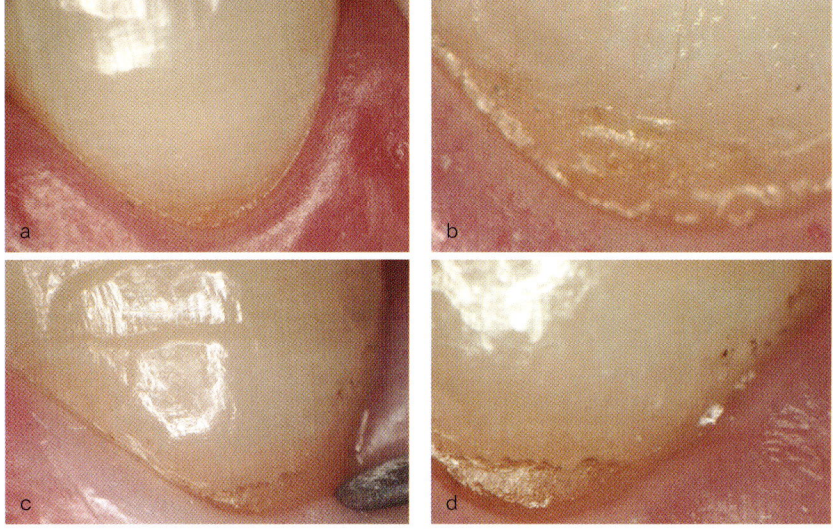

4 ブラキシズムによる歯周組織の障害

歯周組織に対する力の影響として臨床的に見られる症状には、歯肉退縮(Gingival Cleft)(図1-8)や知覚過敏歯の歯頸部の微細なクラック(図1-9)がある。このような歯肉と歯の接合部の変化は深部の歯周組織にも影響するものと考えられる。

歯周病の成立に関する咬合の影響については、外傷性咬合として歯周病発現の増悪因子の1つととらえられている。歯周病はあくまでも感染症であり細菌の感染がプライマリーと考えられている。しかし、なぜ局所の限局した部位にのみ口腔内常在菌の感染が成立するのかという点に関しては明確に説明されていない。体表、口腔粘膜、消化器系の表層など、外界と接する表面はすべて上皮組織に覆われており、外部からの細菌の侵入から生体内部を守っている。唯一上皮の連続性が破綻している場所は歯と歯肉の接合部である(図1-10)。

歯と歯肉上皮の接合部、とくに接合上皮はきわめて特殊な構造となっており、外来の細菌に対する防御機構も歯肉上皮や歯肉溝上皮とは異なっている。この部の防御の前線は歯と歯周組織の機械的構造の維持にあると考えられる。口腔内常在菌が宿主側の局所に感染する場合、局所における機械的防御機構の破綻を無視することはできない。その要因の1つとしてブラキシズムに由来する強力な歯のゆさぶ

第1章 ブラキシズムに関連する口腔疾患

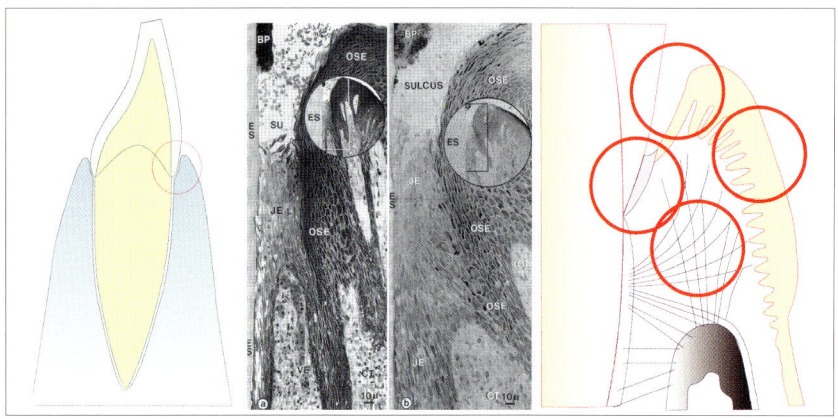

図1-10 歯と歯肉上皮の接合部。接合上皮はきわめて特殊な構造を示し、この部の防御の前線は歯と歯周組織の機械的構造の維持にあると考えられる。口腔内常在菌が宿主側に感染する場合、局所における機械的防御機構の機械的な構造破綻を無視することはできない(Schroeder HE. 1971[8]より改変して引用)。

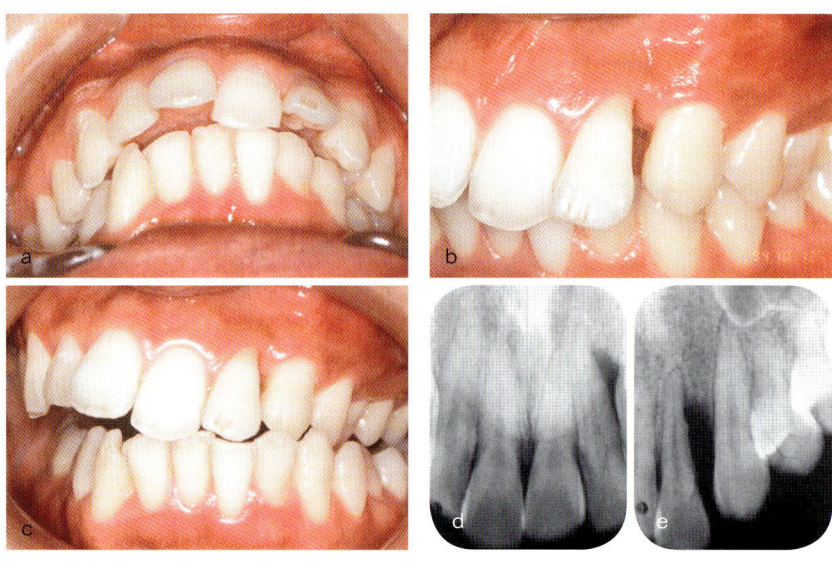

図1-11 ブラキシズムによる垂直性骨吸収。左側上顎側切歯部でブラキシズムを行っている19歳の患者。この部に特異的に垂直性骨吸収が進行している。これは、慢性的に加わるジグリング力が歯と歯肉上皮の接合部の防御機構を破綻させ2次的な感染によって骨吸収を発現したことを示している。

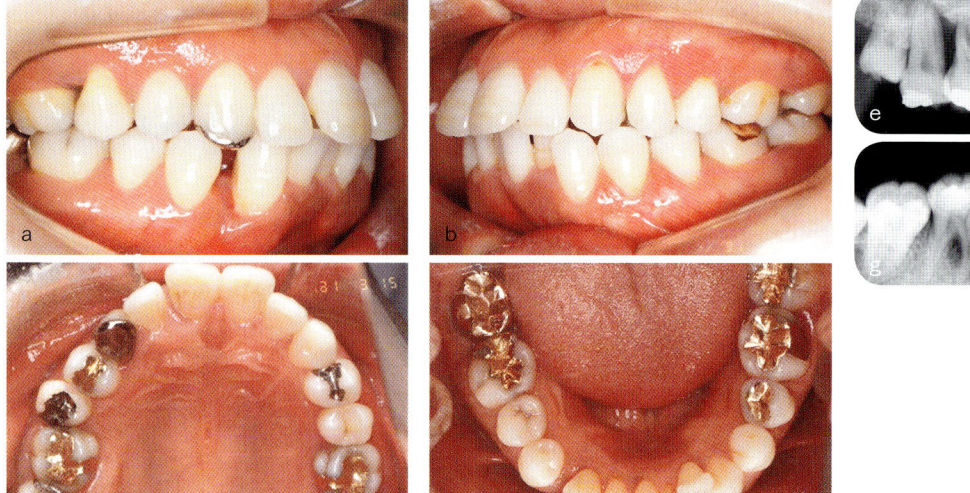

図1-12 ブラキシズムと歯周病。本症例(38歳)は、約2年にわたって歯周病の治療を継続しているが、臼歯部の急性発作がおさまらず治療困難なことから、上顎右側犬歯舌側に金属板を装着して犬歯誘導を試みた。しかし、ブラキシズムによって下顎犬歯が移動してこの部位に膿瘍を形成した例である。

6

図1-13 **ブラキシズムに関連する複雑な症例**。本症例(42歳)は、十数年にわたって咬合治療を繰り返しているが、歯周組織の状態は悪化する一方で改善の見込みが立たないという状況にある。

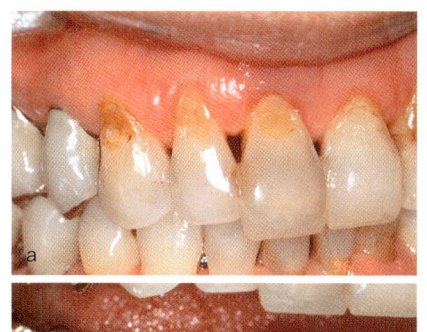
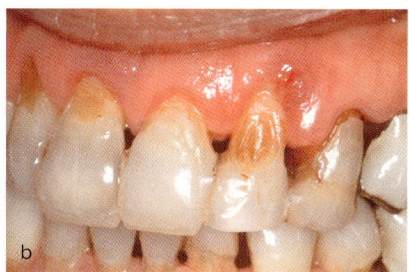
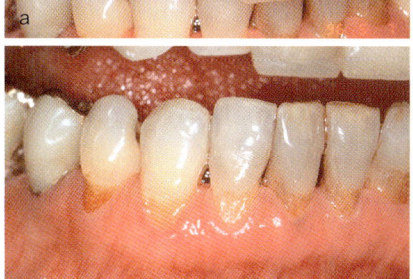
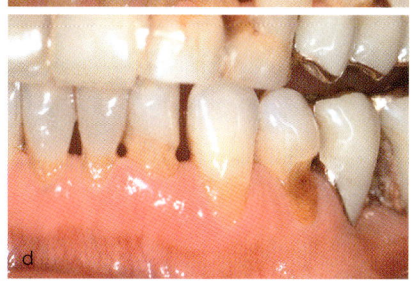

図1-14 **ブラキシズムと歯の移動**。数年前より上下顎前歯が移動して空隙ができてきたことを主訴として来院した症例。診査の結果、上下顎前歯部で強いブラキシズムを行っていた。そのため下顎前歯部は慢性的な炎症状態にある。

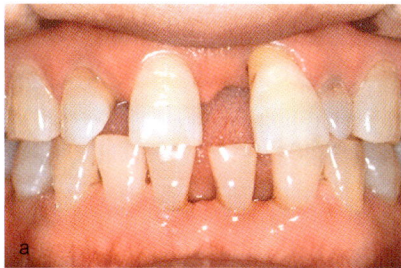
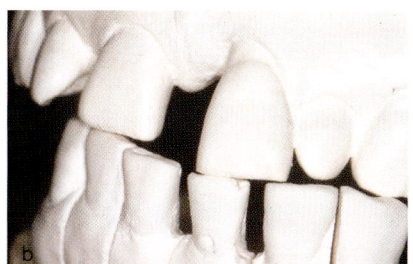
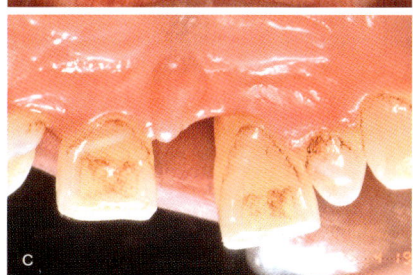
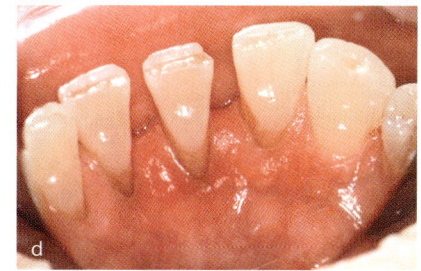

りが考えられる。図1-11は、左側上顎側切歯の異常な唇側移動を主訴として来院した19歳の患者の例である。本例は図1-11cに示したようなブラキシズムを行っており、まさに機械的防御機構の破綻によって感染が起こり、垂直性骨吸収が進行したものと考えられた。図1-12は、局所的に骨吸収が進行している38歳の歯周病患者、図1-13は、歯頸部の破壊と歯周病が進行している42歳の歯周病患者の例である。さらに図1-14は、歯周病の進行とともに歯が移動している症例である。いずれの例も強いブラキシズム機能に由来する力の影響が無視できない症例である。

若年者ではプラークが存在しても感染しにくい。

これは、おそらく上皮接合部の防御機構が健全に維持され、局所的環境が感染を容認するほど破綻していないためと考えられる。すなわち、歯に加わる強力な外力による硬組織の疲労がしだいに歯と接合上皮との間の防御機構を破綻させ、感染する機会が年齢とともに増加するものと考えられる。ブラキシズムによる負荷はエナメル質の摩耗やアブフラクション、歯の破折、マイクロクラックなどを引き起こすことは知られている。このような局所の生体力学的環境が初期の感染の場を提供する可能性が高い[9]。歯周病を単なる感染症とは考えず、咀嚼器官の重要な機能であるブラキシズム(ストレス発散)との関連から再考する必要がある。

第1章 ブラキシズムに関連する口腔疾患

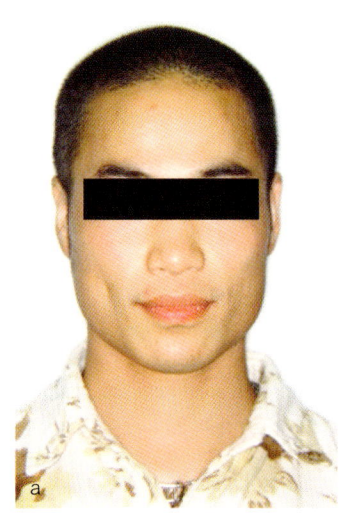
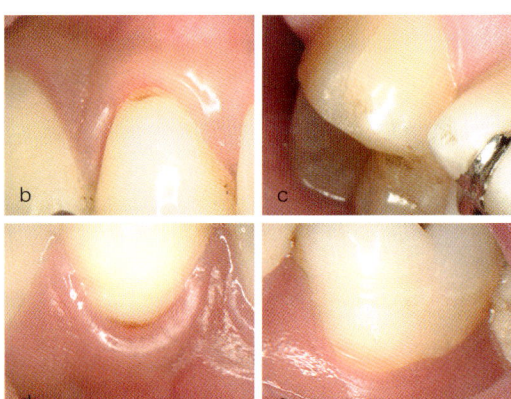

図1-15 **筋症状を主訴に来院した24歳の症例。**顎関節の異常、咬筋および側頭筋の疲労、頭痛などを主訴として来院した症例。ブラックスチェッカーによる睡眠ブラキシズム時の咬合接触の観察では、作業側の頬側咬頭の接触と非作業側の第二大臼歯舌側咬頭の強い接触が認められた。口腔内の顕微鏡観察では、第二大臼歯舌側咬頭の破折やエナメルのクラック小臼歯および大臼歯部の歯肉退縮、歯頸部の欠損など、咬合力に起因する問題が認められた。

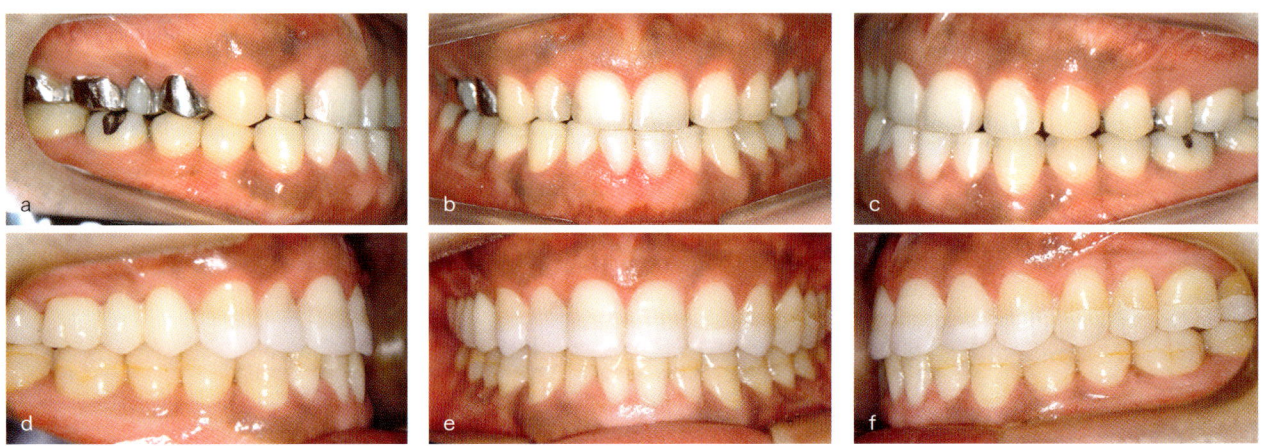

図1-16 **慢性的な頭痛を訴えて来院した症例。**約2年前より、慢性的な頭痛（激痛）が続いている28歳の症例。咬合はフルバランス咬合を示していた。咬合面にセラミックの修復を接着して咬合パターンを犬歯誘導型に変更したところ、頭痛は消退した。このことは咬合様式とブラキシズムおよび咀嚼筋活動とが密接に関連していることを示している。

5 ブラキシズムによる咀嚼筋の障害

　ブラキシズムによる咀嚼筋の緊張は咀嚼器官の諸構造に重大な負荷を与え、多くの口腔疾患の発現に関与していると考えられる（図1-15）。ブラキシズムによる咀嚼筋の緊張が増大すると、閉口筋の肥大や咀嚼筋の緊張性頭痛を発現する。頭痛の原因はいろいろ考えられるが、脳MRIや循環系などに原因がまったく見られないにもかかわらず頭痛が慢性的に続く場合は、咀嚼筋の緊張による頭痛を疑ってみる必要がある。われわれの研究結果では、咀嚼筋の緊張はブラキシズムそのものよりも、ブラキシズム時の咬合接触パターンに依存している。すなわち、同じブラキシズム（グラインディング）でも、いわゆる犬歯誘導型のグラインディングでは咀嚼筋の筋活動は比較的低いが、第一大臼歯、第二大臼歯などの後方大臼歯に接触がある場合にはきわめて高い咀嚼筋活動が誘発される[10]。

　経験的にも、慢性的に続く頭痛で悩ませられている患者の咬合接触パターンを、大臼歯部に干渉のない犬歯誘導型に変更することで、短期間に頭痛が軽減するということが多い（図1-16）。ブラキシズムによる頭痛は、患者にとってはもっとも重大な症状であり、慢性的に続く頭痛はしだいに精神的な面の負荷が増大し、これがストレスとなって、さらにブラキシズム活動を増加させるという悪循環を生みだすことになる。

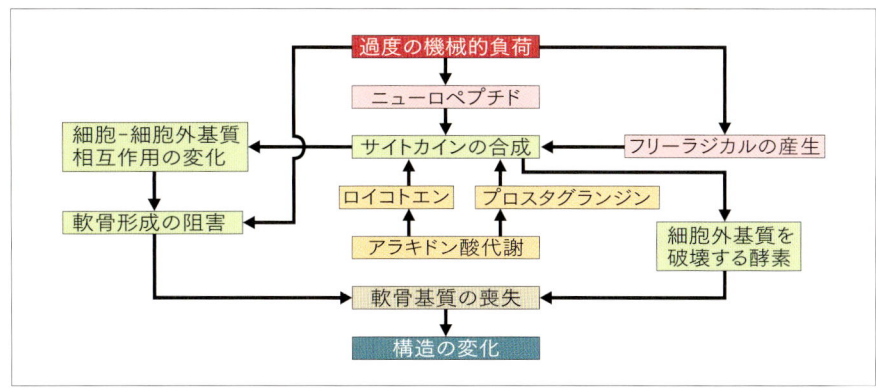

図1-17 **顎関節への過度の負荷と顎関節の病変の発現機序についての仮説。**顎関節に加わる過度の機械的負荷は、サイトカインやフリーラジカルの産生を介して、マトリックスメタロプロテアーゼ(MMPs)などの酵素によって基質を破壊し、顎関節の退行性の構造変化を誘発する(Milam SB. 1995[13]より改変して引用)。

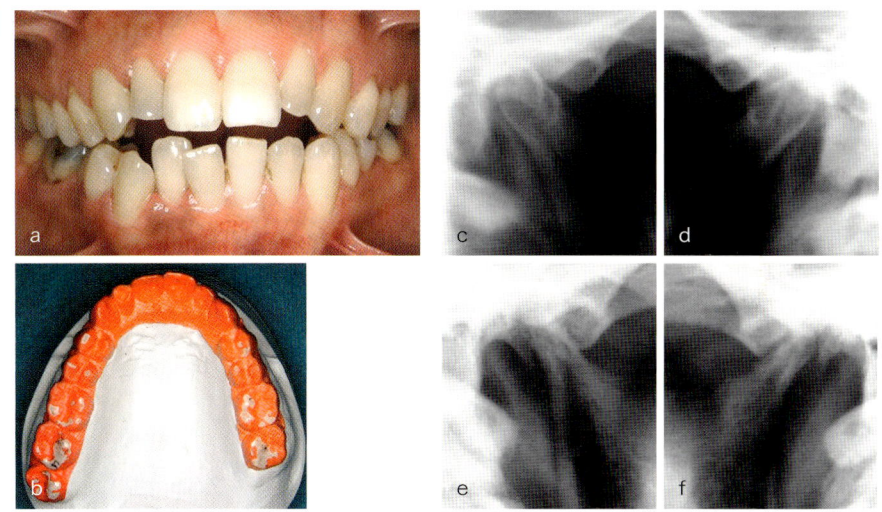

図1-18 **ブラキシズムと下顎頭の圧迫による障害。**顎機能障害を訴えて来院した38歳の女性。8年前のエックス線写真では、比較的正常な下顎頭の形態を示していたが、8年後のエックス線写真では下顎頭の圧迫による吸収が進行した結果、極度の退行変性を示していた。

6 ブラキシズムによる顎関節障害

　顎関節内障(Internal Derangement)[11]の概念が提唱されて以来、歯科咬合学は転換期を迎え、咬合と顎関節という課題は新たな段階に向って模索を開始した。顎関節と咬合に関しては、咬合と顎関節症の発現との間には強い関連性はないという意見、咬合と顎関節機能は密接な関連性があるという意見の論争が続いてきた。しかし、最近になって顎関節症の発現において咬合機能が重要な因子となっているという意見が増加しつつある。II級症例は患者自身が自覚するブラキシズムの発現がI級咬合に比較して高いことや、II級症例では有意に顎関節症の発現が高く、また下顎頭の後方偏位がその原因となっていることなどがその理由として挙げられている[12]。

　一方、基礎的な研究分野では、顎関節病変の発現機序において関節に加わる機械的外力と滑膜組織における種々のサイトカインの分泌にともなう組織変化が重要であるとして、そのプロセスについてモデルが提案されている(図1-17)[13]。事実、顎関節内障の進行した症例の顎関節滑液中には組織を破壊するプロテアーゼの活性化が起こっていることも証明されている[14]。ここで顎関節疾患発現の鍵となる機械的外力は、睡眠ブラキシズムに由来するものがきわめて重大である。咀嚼運動や呼吸・発音・嚥下という下顎の運動では顎関節への負荷はそれほど大きなものではない。通常咬頭嵌合位における顎関節への負荷はあまり大きいものではなく、ブラキシズムのような偏心運動によって歯列および顎関節への負荷が大きくなり、とくに臼歯部接触が増加する咬合様式では顎関節への負荷が増大する。また、これらの負荷は歯の誘導路傾斜の影響を受けることから、顎

第1章 ブラキシズムに関連する口腔疾患

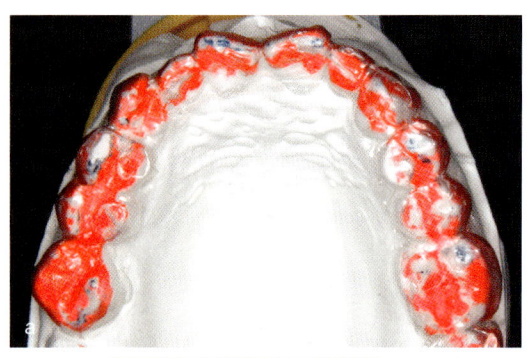
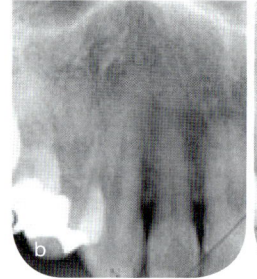
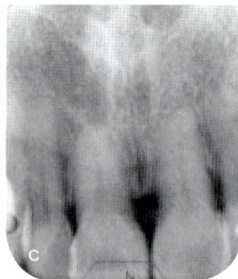
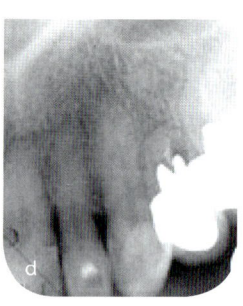

図1-19 ブラキシズムと歯根吸収。上顎前歯部にブラキシズムによる強いファセットが認められ、エックス線写真では上顎左右側の根尖部に歯根吸収が認められる。

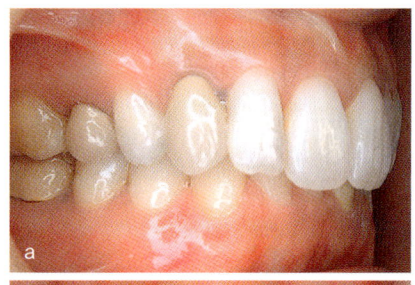
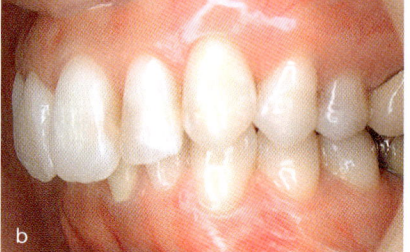
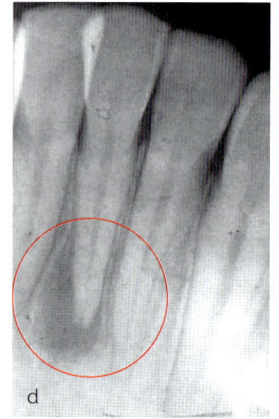
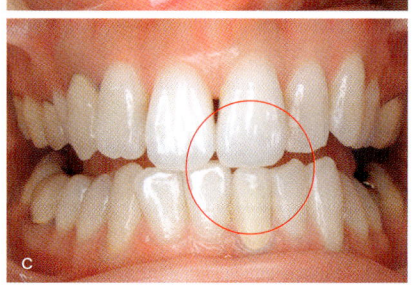

図1-20 ブラキシズムと根尖病変。下顎前歯に原因不明の根尖病変が認められる。ブラキシズム運動の観察では、この部の強い接触があり、外力に起因する根尖病変の可能性が示唆される。

関節と歯列上の歯の誘導路との関係が重要である。図1-18は下顎頭の圧迫によって、わずか8年間で下顎頭の吸収が起こり、前歯部の開咬を呈した38歳の症例である。

7 ブラキシズムとその他の口腔疾患

ブラキシズム活動が歯・歯質、歯周組織、咀嚼筋、顎関節など多くの口腔疾患と関連していることは明らかである。これらに加えて、歯根吸収や根尖病変、さらには矯正治療後の叢生の後戻りなども強いブラキシズム活動に関連している可能性が高い（図1-19～21）。また、インプラントの失敗、補綴物の破壊、咬合系の崩壊などもブラキシズムと関連していることに疑う余地はない[15]。

8 ブラキシズムと口腔疾患のまとめ

ブラキシズムは、ほとんどの口腔疾患と関連しているといっても過言ではない。歯科的な疾患の難しさは、ブラキシズムという生理的な機能に起因して歯、歯周組織、顎関節、筋肉系など多くの口腔領域に問題を起こすことである。感染症などのように、特定の細菌の感染によって特定の病変を発現するという単純な原因-結果の関係にないということが混乱を招いている。たとえば、顎関節症と咬合との関係については、多くの臨床医はその関連性について経験的には認識しているものの、研究レベルでは顎関節症と咬合との関連性はきわめて低いという結果になっている。ここには2つの問題が存在する。その1つは、咬合とブラキシズムとを別々のテーマと

図1-21 **ブラキシズムと矯正治療後の叢生の後戻り。** 矯正治療後の下顎前歯部の経時的な観察で、とくに下顎犬歯部のファセットの増加にともなってこの部の叢生が後戻りしている様子がうかがえる。このような後戻りは、歯の排列のための余地が不足しているというよりもブラキシズム活動が関与していると考えるべきである。

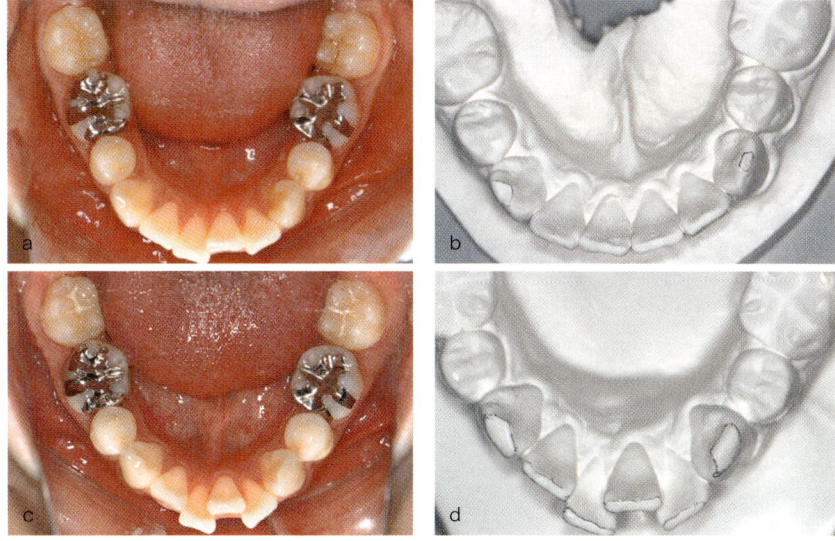

図1-22 **ブラキシズムと口腔疾患に関するウイークリンク・セオリー。** ブラキシズムと口腔疾患との関係は、けっして単純な関係ではなく、ある場合には歯周組織に負荷をかけ、またある場合には顎関節に負荷をかけるという具合に、それぞれの疾患とは弱い関係にある。しかし、ブラキシズムによる過剰な筋活動はいずれかの組織に負荷をかける原因となっている。それゆえに、ブラキシズムと口腔疾患との関係は、患者ごとに総合的な診査が必要とされる。

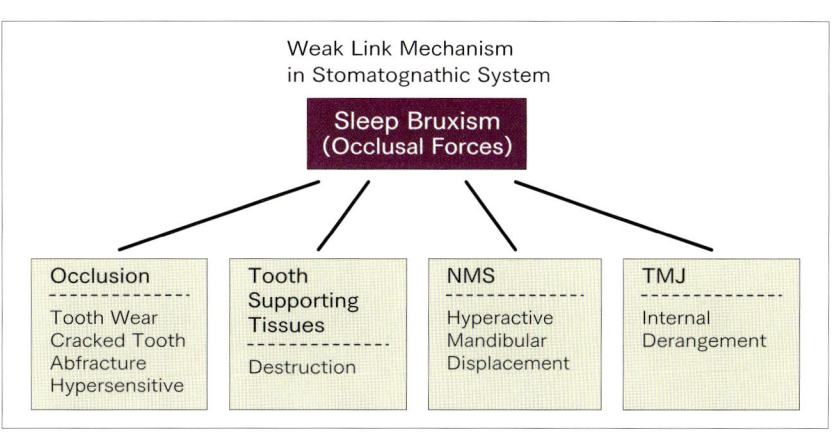

してとらえていること、2つ目は顎関節症と咬合との関係をあたかも感染症のように、原因-結果の1対1の因果関係としてとらえようとしている点にある。ブラキシズムを取り巻く口腔疾患は、それぞれとブラキシズムが、けっして1対1の関係にはない、むしろその関係はきわめて弱いといってよい。しかし、過剰のブラキシズム活動は鳥瞰的に見ると口腔系に何らかの症状をもたらしていることも間違いない[15-17]。このような関連性を、Mehta NRはウイークリンクと表現している（図1-22）[18]。

歯科の日常的な臨床において、患者ごとのブラキシズム活動を把握することがきわめて大切となる。これまでわれわれは、ブラキシズムを病気としてとらえ、ブラキシズムに対する対策をあまり考えてこなかった。咬合治療後の補綴物の破壊やインプラントの破壊、歯周病治療後の再発、矯正治療後の後戻りといった問題は、そのしっぺ返しとして生体が示す警告であろう。ブラキシズムと口腔疾患との関係は感染症のように単純ではないことを念頭に、慎重な咬合の診断が必要な理由はここにある。

第 1 章　ブラキシズムに関連する口腔疾患

参考文献

1. Lee WC, Eakle SW. Possible role of tensile stress in the etiology of cervical erosive lesions of teeth. J Prosthet Dent 1984；52：374-379.
2. Simon J. Biomechanically induced dental disease. Gen Dent 2000；48(5)；598-605.
3. Grippo JO. Abfractions：a new classification of hard tissue lesions of teeth. J Esthet Dent 1991；3：14.
4. Coleman T, Grippo J. Kinderknecht K.Cervical dentin hypersensitivity. PartⅡ：Associations with abfractive lesions. Quintessence Int 2000；31：465-466.
5. McCoy G. Dental compression syndrome：a new look at an old disease. J Oral Implantol 1999 25：35-49.
6. Turp JC, Gobetti JP. The cracked tooth syndrome：An elusive diagnosis. J Am Dent Assoc 1996；127：1502.
7. Seppa L, Alakuijala P, Karvonen I. A Scanning Electron Microscopic Study of Bacterial Penetration of Human Enamel in Incipient Caries. Arch Oral Biol 1985 30：595-598.
8. Schroeder HE. Monographs in developmental biology. Basel：Karger, 1971.
9. 久保木芳徳，水野守造，田崎まり子，藤田恵二郎．エナメル質の初期齲蝕脱灰，再石灰化および微小欠損の修復―固体表面と同質微粒子との反応測定について―．歯科ジャーナル 1987；25：215-223.
10. Tamaki K, Hori N, Fujiwara M, Yoshino T, Toyoda M, Sato S. A pilot study on masticatory muscles activites during grinding movements in occlusion with different guiding areas on working side. Bull Kanagawa Dent Coll 2001；29：26-27.
11. Farrar WB, McCarty WJ. Inferior joint space arthrography and chracteristics of condylar paths in internal derangements of the TMJ. J Prosthet Dent 1979；41：548-555.
12. Henrikson T, Ekberq EC,Nilner M. Symptoms and signs of temporomandibular disorders in girls with normal occlusion and ClassⅡ malocclusion. Acta Odontol Scand 1997；55：229-235.
13. Milam SB. Articular disk displacements and degenerative temporomandibular joint disease. In：Sessle BJ, Bryant PS, Dionne RA(eds). Temporomandibular Disorders and Related Pain Condilions, Progressin Pain Research and Management. Vol.4. Seattle：IASP Press, 1995；89-112.
14. Kubota T, Kubota E, Matsumoto A, Kawai Y, Saito H, Takagaki M, Sato S. Identification of matrix metalloproteinases(MMPs) in synovial fluid from patients with temporomandibular disorder. Eur J Oral Sci 1998；106(6)：992-998.
15. Ekfeldt A, Chiistiansson U, Eriksson T, Linden U, Lundqvist S, et al. A retrospective analysis of factors associated with multiple implant failures in maxillae. Clin Oral Implants Res 2001；12：462-467.
16. Park BK, Tokiwa O, Takezawa Y, Takahashi Y, Sasaguri K, Sato S. Relationship of Tooth Grinding Pattern during Sleep Bruxism and Temporomandibular Joint Status. Cranio 2008；26(1)：8-15.
17. Tokiwa O, Park BK, Takezawa Y, Takahashi Y, Sasaguri K, Sato S. Relationship of Tooth Grinding Pattern during Sleep Bruxism and Dental Status. Cranio 2008；26：1-7.
18. Mehta NR, Forgione AG, Maloney G, Greene R. Different effects of nocturnal parafunction on the masticatory system：The weak link theory. Cranio 2000；18(4)：280-285.

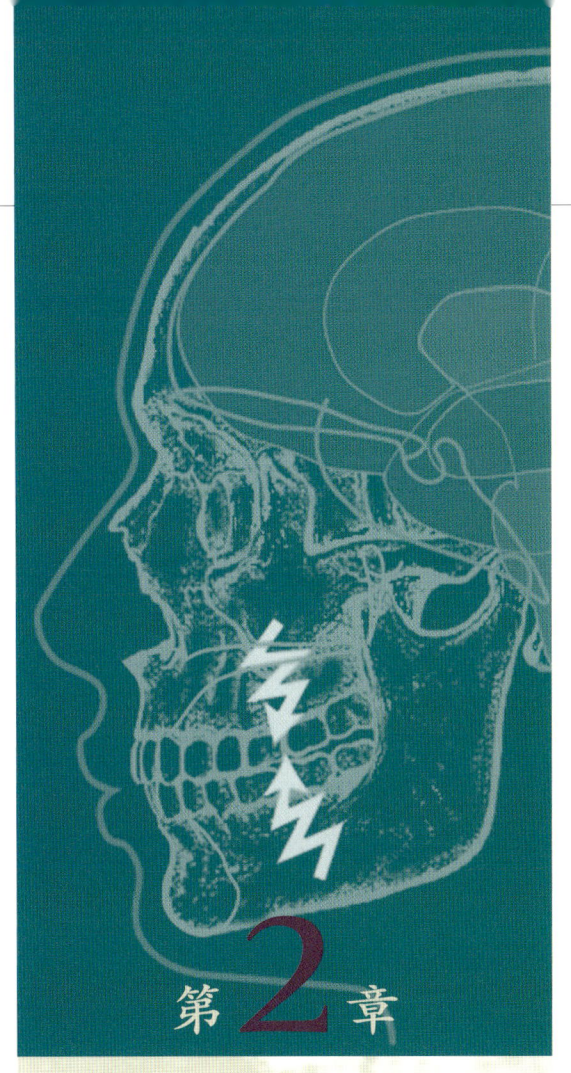

第2章 ブラキシズムの生理的意義

第2章 ブラキシズムの生理的意義

1 はじめに─咀嚼器官の進化的背景と睡眠ブラキシズム─

咀嚼咬合系の器官は、原子動物の鰓腸(鰓弓骨、鰓弓筋)という内臓性の器官に由来し、機能的には顎運動は律動的な鰓呼吸運動に由来している(図2-1)[1]。動物が陸上に進出して以来長い間、鰓器官(咀嚼器官)は主として本能、情動行動の発現器官として使われ、とりわけ摂食行動のための道具、情動性攻撃行動発現のための武器として使用されてきたのである[2,3]。高度に進化したヒトにおいても咀嚼器は旧脳皮質(辺縁系)と密接な連携を保っている。

歯および咀嚼器は人においても情動行動発現の器官として重要な意味をもつ。なお、情動ストレス発現の方法として上下顎の歯を噛みしめるあるいは、こすり合わせる(ブラキシズム)という生理機能によってストレスを発散させているものと考えられる[4-6]。すなわち、高度に進化したヒトにおいては、理性による攻撃性の抑制によって、動物が本来もっていた咀嚼器を用いる攻撃性の発現が睡眠ブラキシズムに変化したものと考えられる(図2-2)。

ブラキシズムの原形は、咀嚼器が鰓腸であった頃の内臓平滑筋の蠕動運動にあると考えることができる。鰓呼吸を営む顎弓筋硬骨魚類では呼吸水を取り入れるための顎器の開閉運動に変化し、脊椎動物の上陸にともなう鰓呼吸の停止によって大きく変貌した。顎弓筋は、顎を開いて水を吸い込む代わりに獲物をくわえ込み、さらに咀嚼するという動物の本能行動の発現方向に分化した。一方、咀嚼器官は長い進化の過程で動物の本能情動行動と密接に関連してきたことは明らかで、動物の進化の過程で内臓筋から変貌した強力な咀嚼筋を利用し、咀嚼器官を強力な闘争の道具として情動行動発現に使用してきた生物学的意義はきわめて重要である[7,8]。

Homo Erectus 以降の人の進化過程においてこれらの情動行動、とくに攻撃性は大脳新皮質(理性能)の急激な発達、進化によって抑制され、攻撃性の表出はブラキシズムという本来鰓器官がもっていた自律的活動による上下の歯のグラインディングに変貌したと考えられる。それゆえに情動ストレスはブラキシズム発現の強力な要因となっており、複雑な社会環境の中で生活する人間にとってブラキシズムによるストレス発散は、健康を維持するうえで咀嚼器官の重要な機能となっている[9,10]。これらのことからストレス性に発現する生体の種々の変化に対して咬合機能がどのように影響するのか、とくにストレス性の病的変化を咬合機能によって予防できる可能性について明らかにすることが必要である。

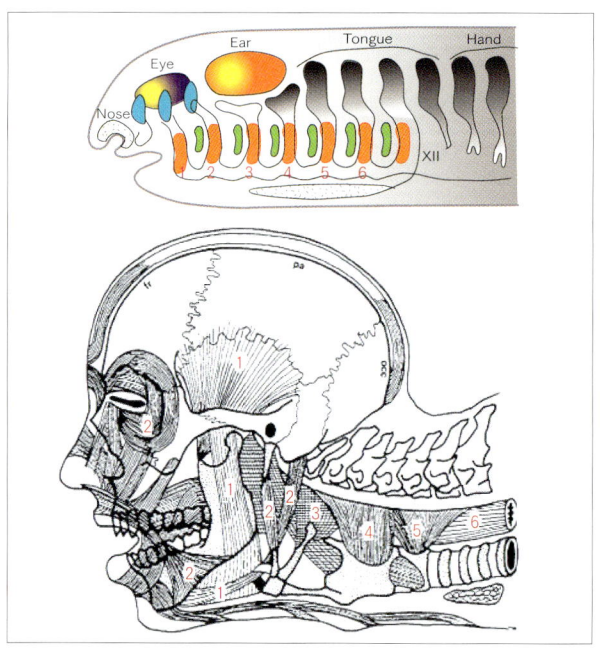

図2-1 **咀嚼器官の進化。**咀嚼器官は内臓性の器官である原子動物の鰓腸(鰓弓骨、鰓弓筋)に由来し、動物の上陸後に咀嚼器官に進化した。顎口腔系の運動は機能的には律動的な鰓呼吸運動に由来している(三木成夫. 生命形態学序説. 岡崎:うぶすな書院, 1995[1]より改変して引用)。

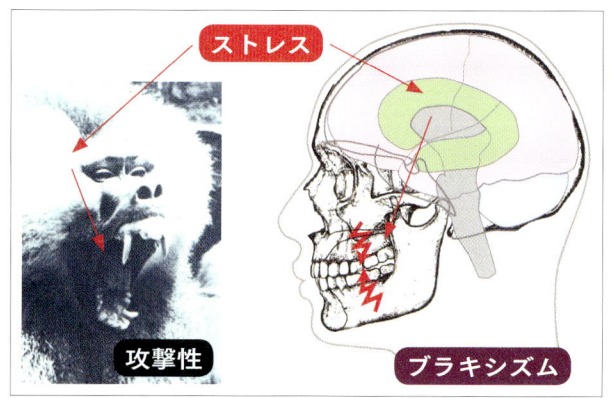

図2-2 **咀嚼器官の役割とブラキシズム。**多くの動物で咀嚼器官は主として本能・情動行動発現のための道具として使われ、とくに情動性攻撃のための武器として使用されてきた。現代人においては新皮質(理性能)によって攻撃性が抑制されるようになったため、攻撃性は情動ストレス発散としてのブラキシズムに変化したものと考えられる。

2 睡眠ブラキシズム

睡眠ブラキシズムは国際睡眠障害の分類では「睡眠中のグラインディング、クレンチングで特徴づけられる類型的な運動異常」と定義されている。しかしながら、ブラキシズムは咀嚼筋の活動により一般の人の85〜90％に発現するといわれることから[11,12]、これを異常あるいは病気と考えることに無理があるように思われる。これまで、ブラキシズムが病気の一種であるということを科学的に証明した研究は見られない。先にも述べたように、ブラキシズムは機能的に意味のない活動であるという一般的認識によって悪者にされている傾向がある。最近になってブラキシズムは睡眠異常とは無関係であり、むしろ正常な顎口腔系の運動機能であり、ストレス発散としての重要な機能と考えるべきであるという意見が増加してきている[13,14]。

ブラキシズムの発現には性差は見られず、また年齢的には生後1年以内に乳歯が萌出するとすぐに始まり、若年者において発現頻度が高く年齢とともに減少するとされている。ブラキシズムはまた、情動ストレスと深い関係があると考えられている。さらに、睡眠ブラキシズムは咬合干渉などの末梢からの入力によって発現するという意見もあるが、現在では中枢性に発現される生理的な咀嚼筋の活動と考えられている（図2-3）[15]。

本来、動物にとって噛むという行動は攻撃性の表現である。一般的に動物は不安ストレスに対する攻撃性の表現として噛むという行動を発現する。この攻撃性によって、ストレスを発散していると考えられる。事実、実験的に動物にストレスを与えた際、脳内の神経伝達物質の上昇および胃潰瘍形成、血中コルチゾールの上昇、免疫力の低下などの全身的な異常反応が惹起される。しかし、これらの全身的な異常反応がブラキシズムによって抑制あるいは予防されることが報告されている[16-21]。人間の場合は、通常、他の動物に見られるような攻撃性は、大脳新皮質（理性脳）によって抑制され（図2-4）、情動ストレスは精神領域に蓄積される。

しかし、ストレスの蓄積は人間の生命維持にとってきわめて重大な問題である。それゆえに人間は、夜間睡眠中にストレスを発散するためにブラキシズムという行動をとっているものと考えられている。確かにストレスとブラキシズム、あるいはブラキシズムとカテコールアミン濃度、さらにはブラキシズムと脳内の神経伝達物質などが密接に関連していることが多くの研究によって示唆されている。咬合を中心とする歯科医学が生体にとって重要な意味をもつのはまさにこの点にある。図2-5は、生体のストレス反応とブラキシズムの役割の関係をまとめたものである。咀嚼器官の本来の役割が、咀嚼にあるというよりもむしろストレス発散にあると考えるこ

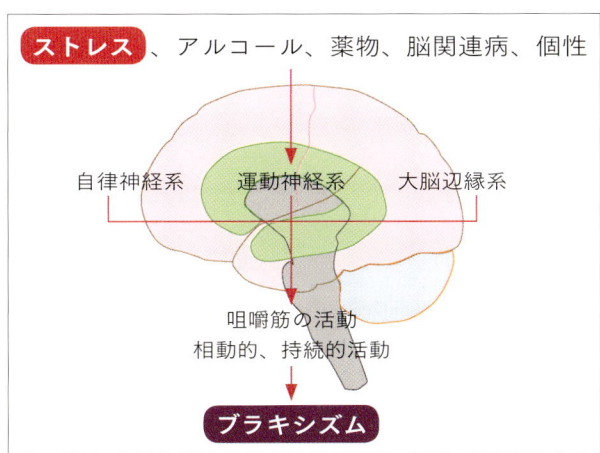

図2-3　ブラキシズムの発現機構。ブラキシズムは、運動神経系と大脳辺縁系および自律神経系の相互反応によって発現する。ブラキシズム活動はストレス、アルコール、薬物、脳関連病、個性などの影響を受けることが知られている（Labezoo F, et al. 2001[15]より改変して引用）。

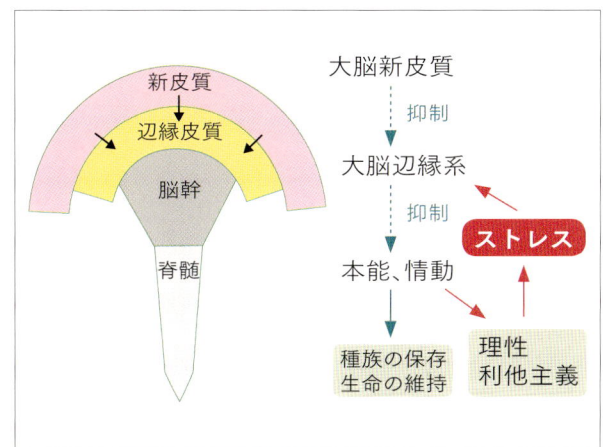

図2-4　脳の進化とストレス。ヒトにおいては新皮質（理性能）によって動物本来の攻撃性が抑制されるようになった。攻撃性の抑制は情動ストレスを生みだすが、ヒトにおいては遅延性反応として精神領域に蓄積されることになる。このストレスがブラキシズム発現の原因になっているものと考えられる。

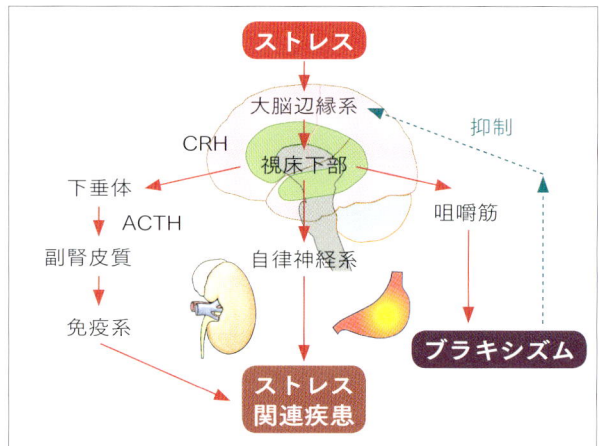

図2-5 **生体のストレス反応とブラキシズムの役割。**ストレッサーが加わると生体は、視床下部を中枢とする下垂体-副腎系（HPA軸）および自律神経系の2つの経路を経て全身的な反応を引き起こす。Selye Hはこのような経路で発現する生体の非特異的症状として、副腎の肥大、胸腺リンパ系の萎縮、胃潰瘍などを報告している。ブラキシズム（攻撃性）はこれらのストレス反応に対して抑制的に働き生体を守っているものと考えられる。

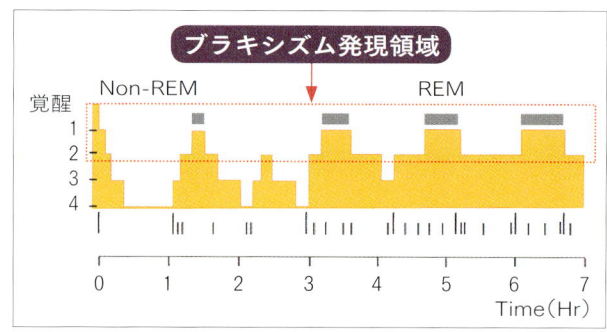

図2-6 **睡眠段階とブラキシズム。**睡眠はノンレム睡眠（第1段階から第4段階まであり睡眠深度は深くなる）とレム睡眠によって構成される。ブラキシズムは、浅い睡眠段階であるノンレム睡眠の第1段階、第2段階およびレム睡眠時に発現する。

とによって歯科医療の役割は大きく前進する。咬合の重要性もまた、ブラキシズムという強大な筋力に対応した咬合理論として再構築することによって、日常臨床において実践可能な体系として確立されるものと考えられる。

3 睡眠ブラキシズムの発現機序

睡眠ブラキシズムは、当初Reding GR(1964)らによってブラキシズムと睡眠段階に関係があり、ブラキシズムはすべての睡眠段階に観察されるが、とくにレム期に多いことが報告され注目された[22,23]。しかし、その後の研究結果では、ブラキシズムは必ずしもレムと関連するとは限らないという意見が多く、浅い睡眠段階（段階2、REM）で発現するものと理解されるようになっている（図2-6）[24-26]。

睡眠ブラキシズムの発現機序についてはなお不明な点が多い。ブラキシズム発現の前には脳波に感覚刺激が加えられたときに見られるK-complexがしばしば観察され、睡眠の浅化と関連することが示唆されている。動物実験の結果から顎顔面部の筋活動は覚醒時に比べて睡眠時、とくにレム期に抑制されることが明らかにされているが、急速眼球運動にともない何らかの興奮性入力を受け、一過性に強い興

奮状態に置かれる可能性が指摘されている。原始睡眠（レム睡眠）は、基本的には体を休める睡眠であるにもかかわらず、この睡眠段階で閉口筋の特異的な興奮が起こるという現象は、咀嚼筋の進化発生的な背景から興味のもたれるところである。

Lavigne GJ[27]は、ブラキシズムは自律神経の変化に引き続いて起こる2次的な咀嚼筋活動ではないかと推察している。ブラキシズムの発現時には、これに先立って数分前に交感神経系の活性化が見られ、心拍数や呼吸数が増加し、数秒前には皮質EEGの変化、開口筋の活動が見られる（図2-7）。これらの現象はストレス状態にあるとき睡眠中の交感神経を頻繁に上昇させることから、ストレスとの関連性が強く示唆されている。事実、咀嚼筋活動に対するストレスの影響を見るため視床下部を電気刺激した結果では、三叉神経に興奮性の変調が見られ、ブラキシズム発現との関係が注目されている。

4 ブラキシズムによる ストレス・マネージメントの概念

ブラキシズムがストレスの発散としての役割を果たしていることを、初めて提唱したのはKail KとSlavicek R(2001)[28]である。彼らは、クレンチング・ブラキシズムの兆候を示す咀嚼器官機能障害患者の精神的個性評価（Freiberger Personality Inventory）について調べ、これらの患者ではストレスに対する攻撃性反応が低下していることを見出した。このことは、個体における攻撃性の発現不足が咀嚼器官をストレ

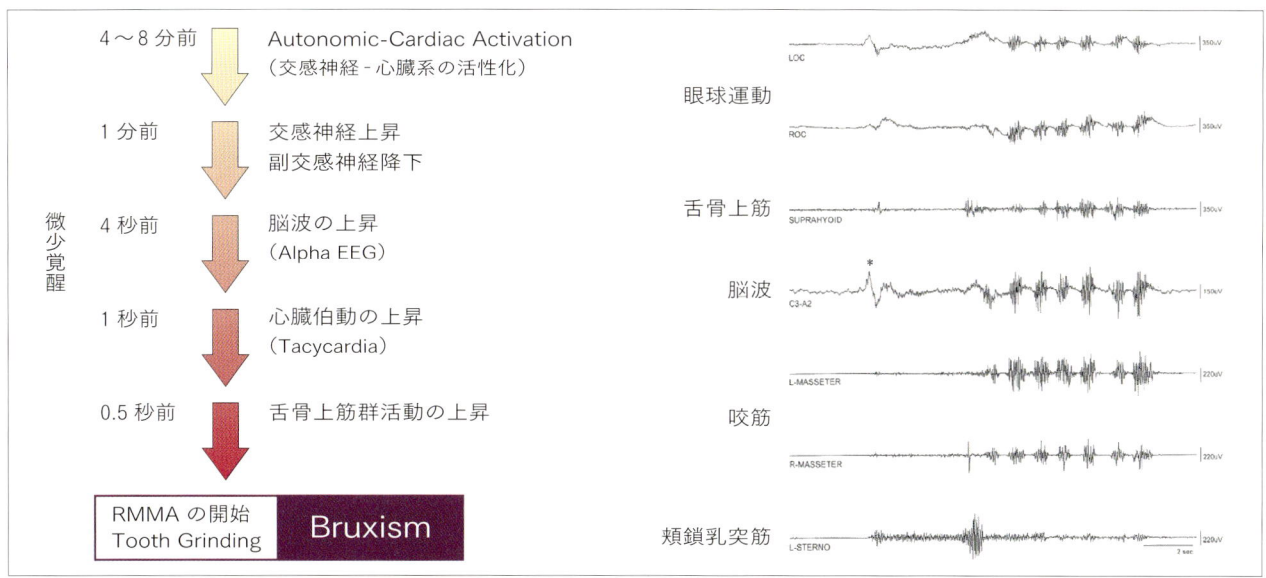

図2-7 **ブラキシズム発現にかかわる生理的過程。**睡眠ブラキシズムは、その4~8分前に起こる交感神経の活性化に始まり、副交感神経の抑制、脳波の上昇、心臓拍動の上昇といった一連の反応の後に開口筋の活動が起こり、次いで閉口筋の活動が発現するという過程で発現する(Lavigne GJ. 2007[27]より引用)。

スの発散に使用する1つの原因であると考えられる。すなわち、慢性的にクレンチング、ブラキシズムを行っている患者は精神的ストレスを意識下で解決することができないという問題を抱えており、咀嚼器官を精神的なストレスの調節弁として使用するとともに、遅延性の情動ストレス発散を肉体的な器官のレベルに求めることになる。動物の進化の過程が示すように、精神的情動の原始的な発散の舞台は咀嚼器官である。人間では、パラファンクションとして咀嚼器官の使用、すなわちブラキシズムは即時的反応ではなく、遅延性にしかも前意識的に行われると考えられる。

ブラキシズムは本来動物がもっている攻撃性の現れであるという概念はきわめて魅力的な考えである。なぜなら、これまで歯科医学では長いことブラキシズムを疾患としてとらえてきたが、ブラキシズムが動物の元来もっている攻撃性(情動)の発現の意味があるとすると、これまでの歯科的概念を根本的に変える必要があり、ブラキシズムはむしろ人間が生存するためのきわめて重要な機能と理解すべきであるということになるからである。このような概念の変革によって歯科医療の意義も大きく変化することになる。すなわち、歯科的な咬合治療の目的は精神肉体両面の健康を見据えたストレス管理にあるという

ことになり、総合医療の根底にかかわる重要な意味があるということである。これまで主として機械論的に発展してきた歯科咬合学は、より生物学的咬合学へ転換しなければならない。

5 生体のストレス性変化と咀嚼器官による攻撃性発現(ブラキシズム)の効果

ストレスに対する生体反応に関してはこれまで視床下部-下垂体-副腎系(HPA軸)、自律神経系、免疫系の変化などが調べられている。これらのストレス性変化に対する咬合機能の影響については、すでに1980年前後に咀嚼器官の攻撃性発現という観点から検討した結果が報告されている[29-35]。それらの報告ではストレス性に上昇する胃潰瘍の発現、脳内ノルアドレナリン、血中ACTHレベル、さらに脳内ノルアドレナリン・レベルなどが咀嚼器官の活動(Biting)によって明らかに抑制されることが示されている。このことは、咬合機能が単に脳機能や全身の代謝に影響するというよりも、生体がストレス状況にある場合の有害効果あるいはホメオスタシスの破綻に対してブレーキをかけるという役割を果たしていることを意味している。しかし、なお咬合機能のストレス反応抑制効果の脳内メカニズムに関して

第2章 ブラキシズムの生理的意義

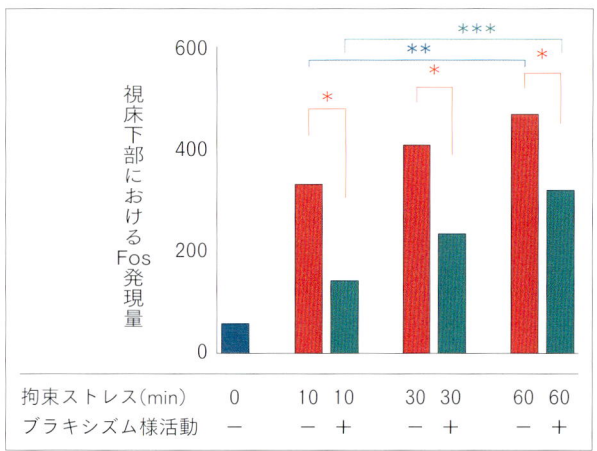

図2-8 視床下部(PVN)のFos蛋白発現に対するストレスおよびブラキシズムの影響。拘束ストレスラットの視床下部におけるFos蛋白発現は対照に比べ明らかに上昇するが、この効果は模擬ブラキシズム(Biting)によって有意に抑制される。

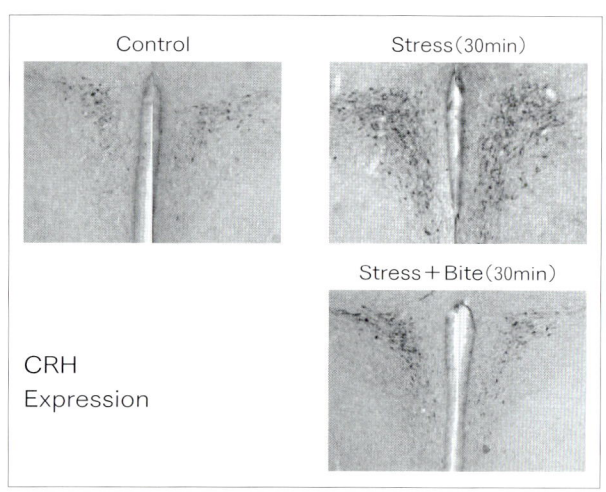

図2-9 視床下部(PVN)におけるCRH発現へのストレスおよびブラキシズムの影響。拘束ストレスラットの視床下部におけるCRH発現は対照に比べ明らかに上昇するが、模擬ブラキシズムによって有意に抑制される(Hori N, et al. 2004[39]より引用)。

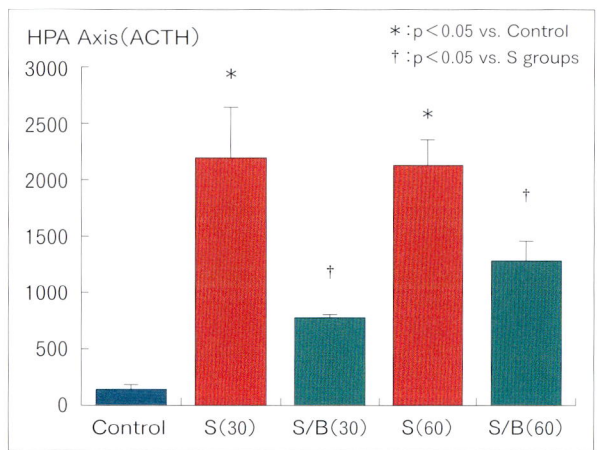

図2-10 ストレスによる血中ACTHの変化とブラキシズムの影響。拘束ストレスラットの血中ACTHレベルは対照に比べ明らかに上昇するが、模擬ブラキシズムによって有意に抑制される。

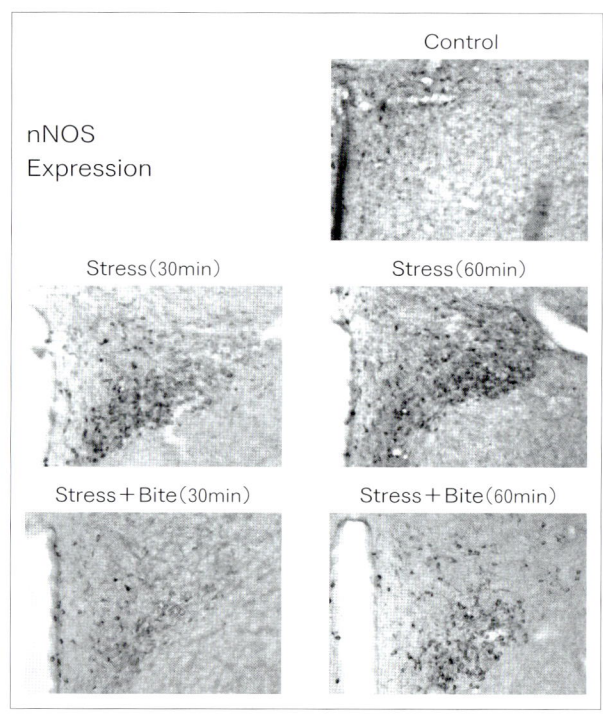

図2-11 視床下部(PVN)におけるNO合成酵素(nNOS)発現へのストレスおよびブラキシズムの影響。拘束ストレスラットの視床下部におけるnNOS発現は対照に比べ明らかに上昇するが、模擬ブラキシズムによって有意に抑制される(Hori N, et al. 2005[41]より引用)。

は明確にはわかっていない。

　ラットのストレスモデル実験系を用いて、ストレスによる脳内の種々の部位における神経細胞の活性をFosの発現で観察し、その変化に対する咬合(Biting)の影響を調べた。その結果、大脳辺縁系を中心に室傍核、青斑核、扁桃核などでストレス性にFosの発現が活性化されるが、これに対してBitingは明らかに抑制的に作用することがわかった(図2-8)[36]。

　このことは、ストレスによる脳機能の変化と咬合という咀嚼器官の機能とは密接に関連していること

を示している。また近年、ストレス性に視床下部から分泌されるCRHがうつ病の発現と密接に関連していることが報告されているが[37,38]、ストレス性に上昇するCRHも咬合機能で抑制されることが実験的に明らかとなった[39]。CRHは、下垂体門脈を介し

5 生体のストレス性変化と咀嚼器官による攻撃性発現(ブラキシズム)の効果

表2-1 ストレスパラメータに対するブラキシズムの効果

	Stress	Bruxism
Brain		
Fof	↑	↓
CRF	↑	↓
nNOS	↑	↓
Blood		
ACTH	↑	↓
IL1-B	↑	↓
Corticosteron	↑	↓
Sugar	↑	↓
Leucocyte		
Neutrophil	↑	↓
Lymphocyte	↓	↑
Thymus	↓	↑
Pleen	↓	↑
Stomach Ulcer	↑	↓

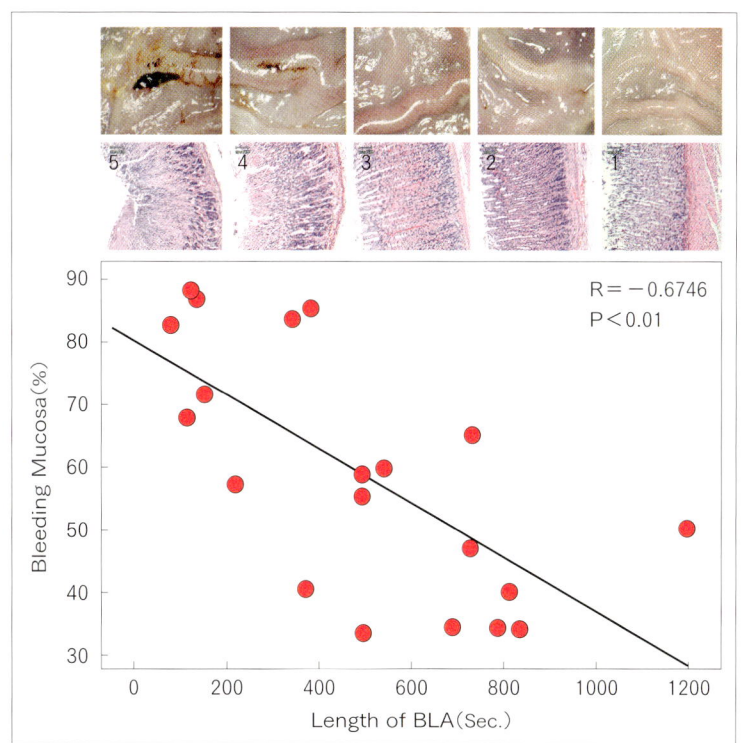

図2-12 **ブラキシズムによるストレス性胃潰瘍形成の抑制。**実験動物にストレスを負荷すると重篤な胃潰瘍が形成される。しかし、自発的にブラキシズムを行う動物ではブラキシズム時間に応じて胃潰瘍形成が抑制される。

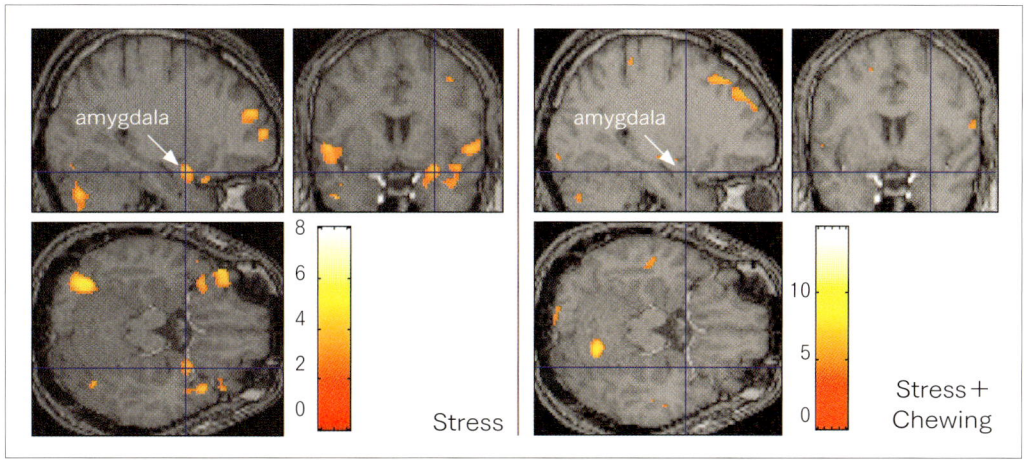

図2-13 **ヒト脳におけるストレス変化と咀嚼器官活動の影響。**ストレス状態にあるヒトの脳内変化をfunctional MRI で調べると、とくに扁桃体(Amygdala)が賦活される。ストレス負荷と同時に咀嚼や噛みしめを行うと扁桃体の賦活は抑制される(Sato S, et al. 2008[14]より引用)。

て下垂体前葉からの副腎皮質刺激ホルモン(ACTH)の合成分泌を刺激して一連のストレス反応を惹起する重要なホルモンである。CRHの発現や血中のACTHレベルに対してもブラキシズムがストレス性の上昇を抑制する効果がある(図2-9、10)[39]。さらに、Biting はストレス性に上昇する脳内のフリーラジカルの産生[40]、nNOS の発現[41]に対しても同様の効果のあることがわかってきている(図2-11)。また、ストレス性胃潰瘍の発現に対しても同様の効果がある[42-44](図2-12)。表2-1は、動物実験による生体

19

第2章 ブラキシズムの生理的意義

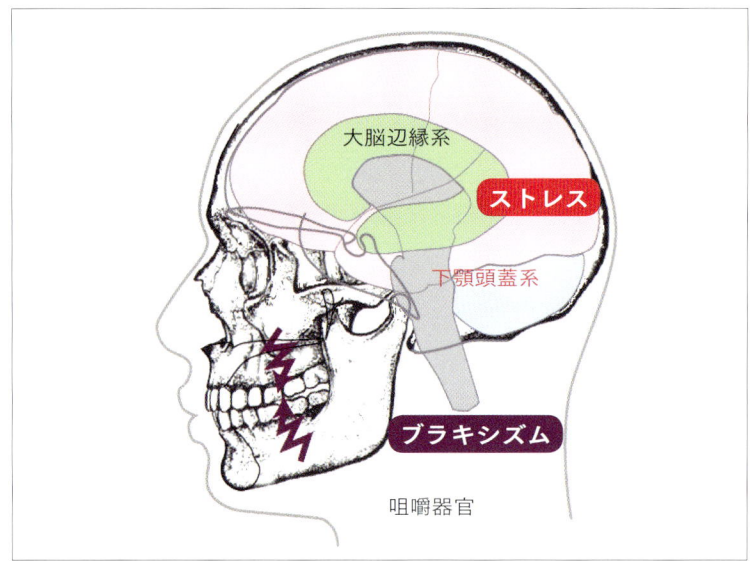

図2-14 咀嚼器官と高次脳機能との関係。咀嚼器官は、ストレスの効果器官として精神的情動機能と密接に関連する、生体におけるもっとも重要な器官と考えられる。歯科咬合学分野は高次脳機能および全身の機能と関連した総合的アプローチが必要である。

のストレス性変化とブラキシズムの効果の結果をまとめたものである。

　人におけるストレスと脳機能および咬合の関係については、functional MRI を用いて検索され、ストレスによる扁桃核の活性化が噛むことによって抑制されることが示されている（図2-13）[14]。これらのことは、咀嚼器官の活動が、ストレス性に起こる一連の生体反応カスケードの根元の部分に対して抑制的に作用している可能性が高いことを示唆している（図2-5）。

6 ブラキシズムと咬合学

　ブラキシズムによるストレスの発散が咀嚼器官の重要な機能であるとすると、歯科的咬合治療の意義は計り知れないものとなる。すなわち、咀嚼器官によるストレスの発散はストレス病と呼ばれる多くの全身的疾患の予防にとってもっとも重要であり、それゆえに咬合の健康を回復し、それを維持することが健康医学の根幹を成す領域と考えられる（図2-14）。

参考文献

1. 三木成夫．生命形態学序説—根原形象とメタモルフォーゼ．東京：うぶすな書院，1995．
2. Every RG. The teeth as weapons. Their influence on behaviour. Lancet, 1965 Mar 27；1（7387）：685-688.
3. Every RG. The significance of extreme mandibular movements. Lancet, 1960 Jul 2；2（7140）：37-39.
4. Slavicek R, Sato S. Bruxism-a function of the masticatory organ to cope with stress. Wien Med Wochenschr 2004；154：584-589.
5. Sato S, Slavicek R. Bruxism as a stress management function of the masticatory organ. Bull Kanagawa Dent Coll 2001；29：101-110.
6. Sato S, Yuyama N, Tamaki K, et al. The masticatory organ, brain function, stress-release, and a proposal to add a new category to the taxonomy of the healing arts : occlusion medicine. Bull Kanagawa Dent Coll 2002；30：117-126.
7. Slavicek R, Sato S. The dynamic functional anatomy of craniofacial complex and its relation to the articulation of the dentitions. Austria；Das Kauorgan Funktione und Dysfunktionen. Gamma Dental Edition, 2001：482-514.
8. Slavicek R, Sato S. Bruxism-a function of the masticatory organ to cope with stress. Wien Med Wochenschr 2004；154：584-589.
9. Pierce CJ, Chrisman K, Bennett ME, et al. Stress, anticipatory stress, and psychologic measures related to sleep bruxism. J Orofac Pain 1995；9：51-56.
10. Kleinberg I. Bruxism : Aetiology, clinical signs and symptoms. Aust Prosthodont J 1994；8：9-17.
11. Reding GR, Rubright WC, Zimmerman SO. Incidence of bruxism. J Dent Res 1966；45：1198-1204.
12. Attanasio R. An overview of bruxism and its management. Dent Clin North Am 1997；41：229-241.
13. Lavigne GJ, Rompre PH, Poirier G, Huard H, Kato T, Montplaisir JY. Rhythmic Masticatory Muscle Activity during Sleep in Humans, J Dent Res 2001；80：443-448.
14. Sato S, Sasaguri K, Ootsuka T, Saruta J, Miyake S, Okamura M, Sato C, Hori N, Kimoto K, Tsukinoki K, Watanabe K, Onozuka M. Bruxism and stress relief. In : Onozuka M, Yen CT. In Novel Trends in Brain Science. Brain Imaging, Learning and Memory, Stress and Fear, and Pain. Tokyo : Springer, 2008.
15. Labezoo F, Naeije M. Bruxism is mainly regulated centrally, not peripherally. J Oral Rehabil 2001；28：1085-1091.
16. Tanaka T, Yoshida M, Yokoo H, Tomita M, Tanaka M. Expression of aggression attenuates both stress-induced gastric ulcer formation and increases in noradrenaline release in the rat amygdala assessed by intracerebral microdialysis. Pharmacol Biochem Behav 1998；59：27-31.
17. Weinberg J, Erskine M, Lavine S. Shock-induced fighting attenuates the effects of prior shock experience in rats. Physiol Behav 1980；25：9-16.

18. Vincent GP, Pare WP, Prenatt JE, Glavin GB. Aggression, body temperature, and stress ulcer. Physiol Behav 1984；32；265-268.
19. Weiss JM, Polirecky LA, Salman S, Gruenthal M. Attenuation of gastric lesions by psychological aspects of aggression in rats. J Comp Physiol Psychol 1976；90：252-259.
20. Guile MN, McCutchcon NB. Prepared responses and gastric lesions in rats. J Comp Physiol Psychol 1980；8：480-482.
21. Tanaka T, Yoshida M, Yokoo H, Tomita M, Tanaka M. Expression of aggression attenuates both stress-induced gastric ulcer formation and increases in noradrenaline release in the rat amygdala assessed by intracerebral microdialysis. Pharmacol Biochem Behav 1998；59：27-31.
22. Reding GR, Rubright WC, Rechtschaffen A, Daniels RS. Sleep patterns of tooth grinding：Its relationship to dreaming. Science 1964；145：725-726.
23. Reding GR, Zepelin H, Robinson JE Jr, Zimmerman SO, Smith VH. Nocturnal teeth grinding：all night psychophysiologic studies. J Dent Res 1968；47：786-797.
24. Lavigne GJ. Manzini C. Sleep bruxism and concomitant motor activity. In：Kryger MH, Roth T, Dement WC(eds). Principles and practice of sleep medicine. Philadelphia：WB Saunders, 2000, 773-785.
25. Kato T, Thie NM, Montplaisir JY, Lavigne GJ. Bruxism and orofacial movements during sleep. Dent Clin North Am 2001；45：657-684.
26. Bader G, Lavigne G. Sleep bruxism；an overview of an oromandibular sleep movement disorder. Sleep Med Rev 2000；4：27-43.
27. Lavigne GJ, Huynh N, Kato T, Okura K, Adachi K, Yao D, Sessle B. Genesis of sleep bruxism：Motor and autonomic-cardiac interactions. Arch Oral Biol 2007；52：381-384.
28. Slavicek R. Das Kauorgan Funktione und Dysfunktionen. Austria：Gamma Dental Edition, 2001.
29. Weinberg J, Erskine M, Levine S. Shock-induced fighting attenuates the effects of prior shock experience in rats. Physiol Behav 1980；25；9-16.
30. Tanaka T, Yoshida M, Yokoo H, Tomita M, Tanaka M. Expression of aggression attenuates both stress-induced gastric ulcer formation and increases in noradrenaline release in the rat amygdale assessed by intracerebral microdialysis. Pharmacol Biochem Behav 1998；59：27-31.
31. Tsuda A, Tanaka M, Ida Y, Shirao I, Gondoh, Y, Oguchi M, Yoshida M. Expression of aggression attenuates stress-induced increases in rat brain noradrenaline turnover. Brain Res 1988；22；474：174-180.
32. Gomez FM, Giralt MT, Sainz B, Arrue A, Prieto M, Garcia-Vallejo P.A possible attenuation of stress-induced increases in striatal dopamine metabolism by the expression of non-functional masticatory activity in the rat. Eur J Oral Sci 1999；107：461-467.
33. Guile MN, McCutcheon NB. Prepared responses and gastric lesions in rats. J Comp Physiol Psychol 1980；8：480-482.
34. Vincent GP, Pare WP, Prenatt JE. Glavin GB. Aggression, body temperature, and stress ulcer. Physiol Behav 1984；32；265-268.
35. Weiss JM, Poliorccky LA, Salman S, Gruenthal M. Attenuation of gastric lesions by psychological aspects of aggression in rats. J Comp Physiol Psychol. 1976；90：252-259.
36. Kaneko M, Hori N, Yuyama N, Sasaguri K, Slavicek R, Sato S. Biting supresses Fos expression in various regions of the rat brain—futher evidence that the masticatory organ functions to manage stress. Stmatologie 2004；101：151-156.
37. Rich-Edwards JW, Mohllajee AP, Kleinman K, Hacker MR, Majzoub J, Wright RJ, Gillman MW. Elevated midpregnancy corticotropin-releasing hormone is associated with prenatal, but not postpartum, maternal depression. J Clin Endocrinol Metab 2008；93；1946-1951.
38. Binder EB, Künzel HE, Nickel T, Kern N, Pfennig A, Majer M, Uhr M, Ising M, Holsboer F. HPA-axis regulation at in-patient admission is associated with antidepressant therapy outcome in male but not in female depressed patients. Psychoneuroendocrinology 2008(in Press).
39. Hori N, Yuyama N, Tamura K. Biting suppresses stress-induced expression of corticotropn-releasing factor(CRF)in the rat hypothalamus. J Dent Res 2004；83：124-128.
40. Miyake S, Sasaguri K, Hori N, Shoji H, Yoshino F, Miyazaki H, Anzai K, Ikota N, Ozawa T, Toyoda M, Sato S, Lee MC. Biting reduces acute stress-induced oxidative stress in the rat hypothalamus. Redox Rep. 2005；10：19-24.
41. Hori N, Lee MC, Sasaguri K, et al. Supression of stress-induced nNOS expression in the rat hypothalamus by biting. J Dent Res 2005；84：624-628
42. Takashina H, Itoh Y, Iwamiya M, Sasaguri K. Sato S. Stress-induced bruxism modulates stress—induced systemic tissue damages in rats. Kanagawa Shigaku 2005；40：1-11.
43. Ishii H, Tsukinoki K, Sasaguri K Role of the masticatory organ in maintaining allostasis. Kanagawa Shigaku 2006；41：125-134.
44. Sato C, Sato S, Takashina H, Ishii H, Onozuka M, Sasaguri K. Stress-Elicited Bruxism Activity Attenuates Gastric Ulcer Formation in Stressed Rats. Clin Oral Invest(In press).

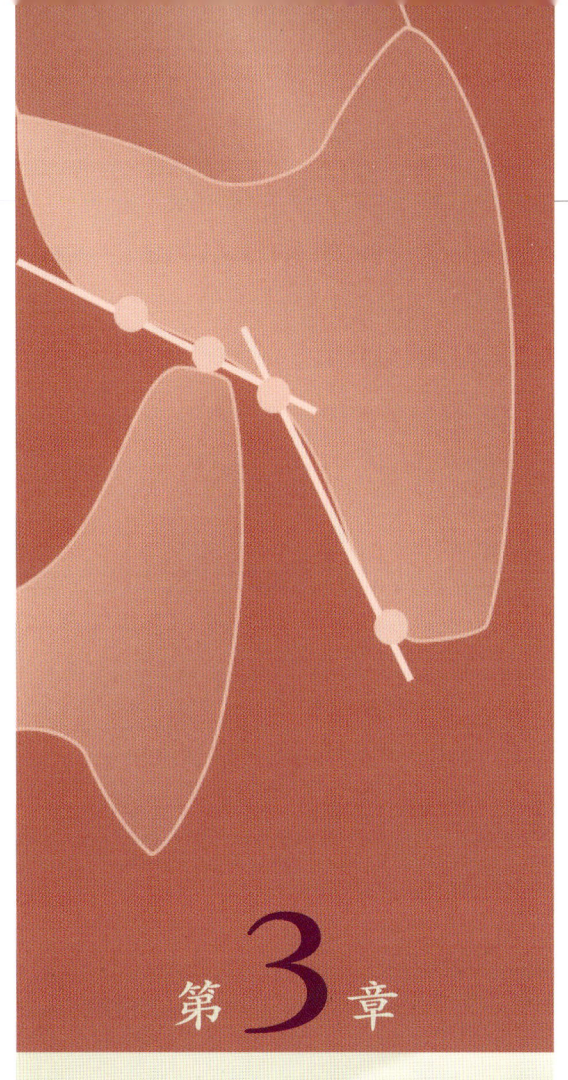

第3章

ブラキシズムと咬合学

第3章　ブラキシズムと咬合学

1 はじめに

咬合の基本概念は有機咬合(Organic Occlusion)である。この概念は、強力な咬合力(筋力)が発揮された場合に前歯・犬歯は過度なグラインディングによる側方力から臼歯を保護し、一方、臼歯はクレンチングなどの強力な垂直的負荷から前歯群を保護するという相互保護(ミュチュアリー・プロテクション)の考え方である(図3-1)。これは、現在のいずれの咬合理論においても共通する基本概念である。実際にこのような基本概念が適用される場面は、日常の咀嚼機能ではなく、強力な力が発揮されるパラファンクション(とくにブラキシズム機能)と考えられる。これまでの咬合あるいは顎運動に関する研究の多くは、咀嚼のメカニズムや咀嚼にかかわる咬合に関するものであった。しかし、咀嚼によって上下の歯が接触する時間はきわめて短く一日わずかに15分程度であり(McHorris WH. 1989)[1]、現代人の咀嚼運動では上下顎の歯はほとんど接触しないことが知られている(Lundeen HC, Gibbs CH. 2005)[2]。また、ブラキシズムはストレスの発散の機能を担っていることから、ブラキシズム機能に視点をおいた咬合構築がきわめて重要となる。

咀嚼器官の機能でもっとも強力な咬合力が発揮されるのは睡眠ブラキシズムであり、現代歯科医療で問題となっている歯の咬耗や楔状欠損、歯周組織の破壊、顎関節内障、咀嚼筋の過緊張などは、そのほとんどが睡眠ブラキシズムの考慮なしには説明できないものである。それゆえに、咬合診査の目的は強力なブラキシズム機能時の咬合接触を調べることであり、咬合理論は睡眠ブラキシズムを基礎にした理論体系と考えるべきである。このような観点から、日常臨床でコンディログラフやセファログラム、さらにブラックスチェッカーなどを応用し、ブラキシズムに対応した咬合診査を行うことが必要である。

2 ブラキシズムを理解するための咬合の基礎

2-1　パッシブ・セントリックとアクティブ・セントリック

上下の歯が嵌合したとき(クレンチング)、あるいはグラインディングの開始点としての咬頭嵌合位を形成する上下の歯の接触点は、セントリック・ストップである。このセントリック・ストップは、動的に運動する下顎のアクティブ・セントリックと、それを受け止める上顎の静的なパッシブ・セントリックとに分けられる。これらの上下顎のセントリックが一致することによって安定した下顎位が得られる(図3-2)。

2-2　ラテロトルージョン

1回のブラキシズム・グラインディング運動は、非対称的な下顎の側方運動である(図3-3)。このときの作業側は、パッシブ・セントリックからファンクショナル・エステティック・ラインの間のガイディングエリアの咬合接触によって誘導される(図3-3)。

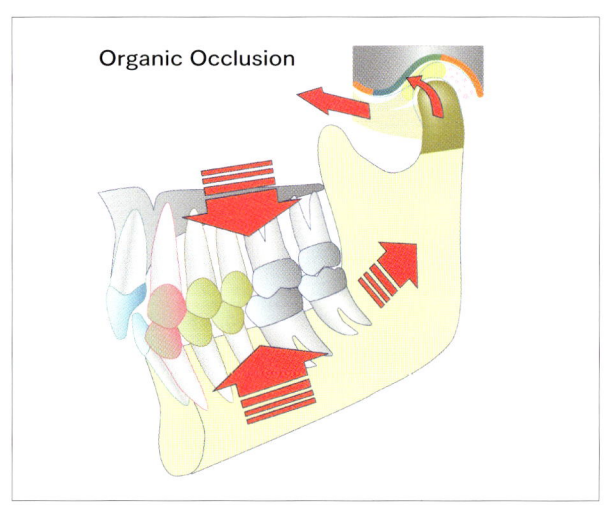

図3-1　**オーガニック・オクルージョンの概念。**強力な負荷が加わる状況で臼歯は前歯を保護し、偏心運動時には前歯群が臼歯を離開させることによって側方力から保護する。この基本概念は、いずれの咬合理論においても共通する咬合の基本概念であり、ブラキシズム時のクレンチングおよびグラインディング運動に適応すべき概念である。

図3-2 <mark>パッシブ・セントリックとアクティブ・セントリック。</mark>上顎のセントリック・ストップは、頭蓋に連結した上顎歯列上に存在し、下顎の動的な運動に比べ比較的静的な固定された状態と考えられる。また、下顎の機能咬合を受け止める受動的な接触点と考えられるので、パッシブ・セントリックと呼ばれる。上顎のパッシブ・セントリックに比べ、下顎のセントリック・ストップは動的に運動するセントリックである。それゆえ、下顎のセントリック・ストップはアクティブ・セントリックと呼ばれる。上顎のパッシブ・セントリック・ライン、下顎のアクティブ・セントリック・ラインの他に歯列弓上には種々の機能的ラインが見られる。

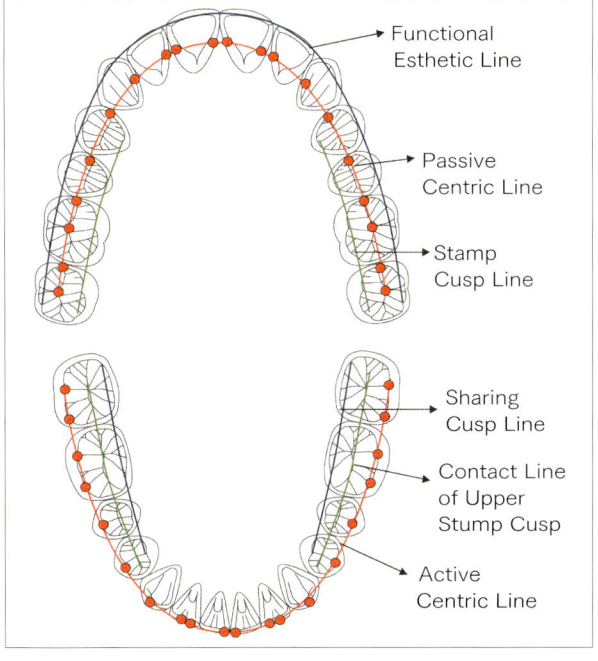

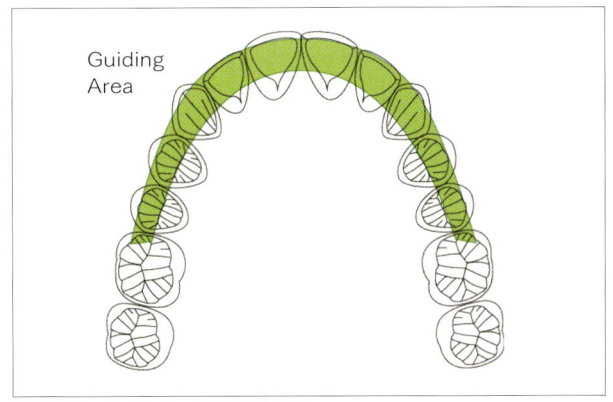

図3-3 <mark>ガイディング領域。</mark>上顎のパッシブ・セントリックに嵌合した下顎のアクティブ・セントリックは、下顎の側方運動にともなってパッシブ・セントリック・ラインより外側に向かって移動する。それゆえこの領域はガイディング領域と呼ばれる。ガイディングの最後方は第一大臼歯の近心辺縁隆線であり、これより後方に誘導路はない。

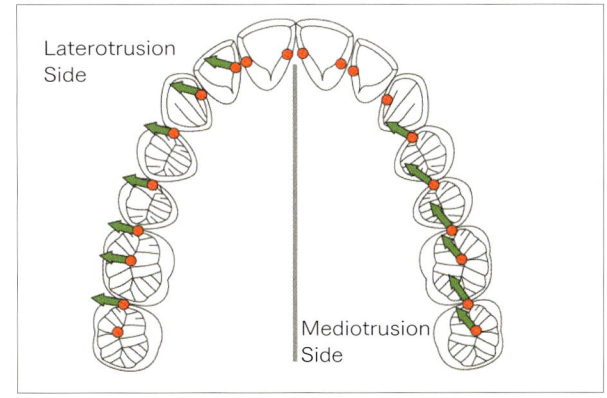

図3-4 <mark>下顎のグラインディング運動と咬合誘導路。</mark>上顎のパッシブ・セントリックに嵌合した下顎のアクティブ・セントリックは、下顎の側方運動にともなって、作業側では大臼歯小臼歯の近心辺縁隆線上、大臼歯隆線の間、前歯犬歯の舌側面上を移動する。同時に非作業側では、舌側咬頭に向かって移動する。

2-3 メディオトルージョン

下顎の側方グラインディング運動時に非作業側はパッシブ・セントリックより舌側を通過する（図3-4）。この部の歯の接触は咬合干渉となるため、できる限り避けるべきである。ブラキシズムの診断においては、前項のラテロトルージョン側のガイダンスとメディオトルージョン側の接触のバランスを診査することが重要である。

2-4 ベネット運動

ブラキシズムや咀嚼運動のような非対称的な下顎の側方運動における下顎骨体の側方へのシフトをベネット運動といい、このとき作業側の下顎頭は外側に移動する。ベネット運動は、非対称的な下顎の側方運動によって咀嚼筋の運動ベクトルが側方に向かうことで発現する（図3-5）。このようなベネット運動は、健康な顎関節ではきわめてわずかで0.5～0.8mm程度である。しかし、顎関節がルーズで下関節腔における滑走運動が増大した個体ではベネッ

第3章 ブラキシズムと咬合学

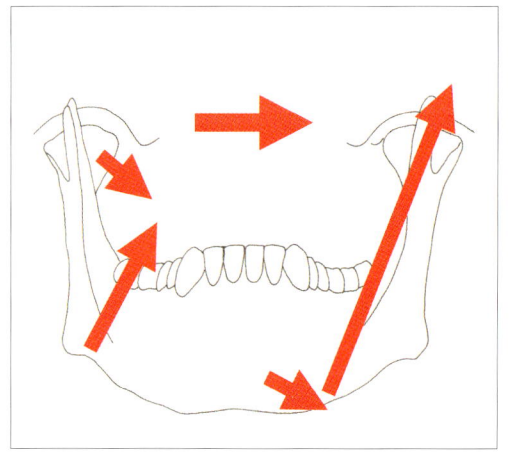

図3-5 **ベネット運動**。咀嚼器官やブラキシズムなどの下顎の非対称的な運動においては、筋肉系全体の活動が側方に向かうためわずかな下顎骨体の側方へのシフトが起こる。このとき、作業側の下顎頭は外側に移動する。この運動をベネット運動という。ベネット運動が大きくなると、ブラキシズム時に臼歯部の咬合接触の危険性も増すことになる。

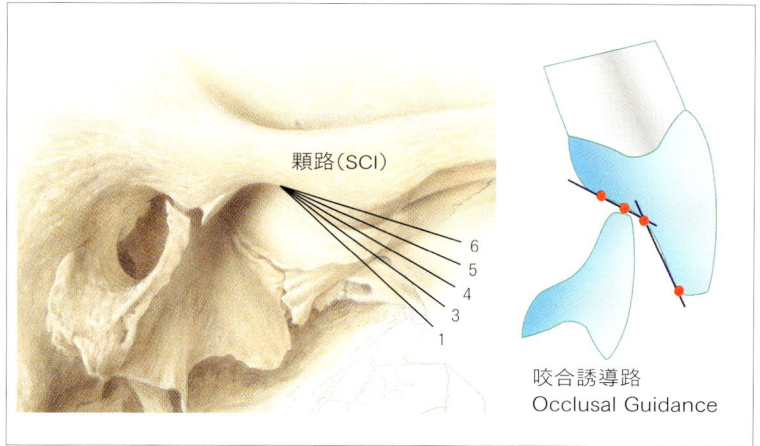

図3-6 **顆路傾斜と咬合誘導路との関係**。関節結節は成長期の歯の萌出とそれにともなう下顎運動の変化に対応して発育する。最後に萌出する犬歯の誘導路によって、ほぼ機能的な運動パターンが完成するので、顆路傾斜と犬歯の誘導路の傾斜は平行な関係となる。犬歯以外の歯の誘導路との関係も順次的な関係として確立される。ブラキシズムは、強力な閉口筋活動による上下顎歯のグラインディング運動であるが、このような平行関係によって無理のないスムーズな下顎のグラインディングが可能となる。強すぎる犬歯の誘導路は、下顎の回転運動を必要とするので筋の過剰な活動を誘発する。

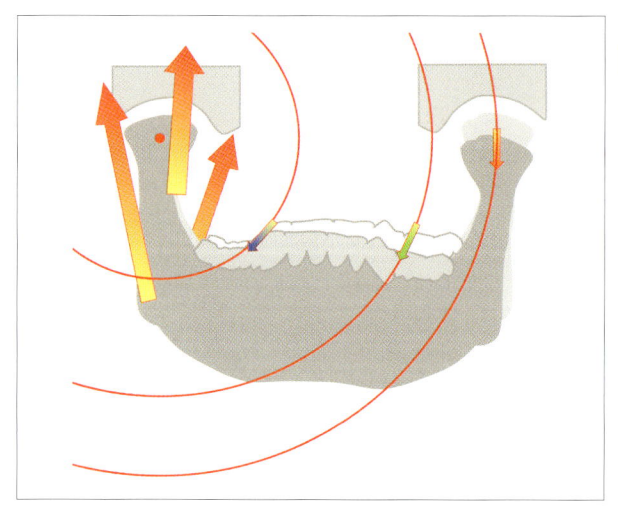

図3-7 **ブラキシズムは、強力な閉口筋活動による上下顎歯のグラインディング運動である。**このとき、下顎は作業側の下顎頭を回転中心として非作業側の下顎頭が前下方に滑走する運動となる。この運動を把握することが臨床的な咬合治療の成否を左右するきわめて重要な項目の1つである。臨床的に応用できるブラキシズム時の下顎頭運動の診査は、アキシオグラフによるブラキシズム様運動時の下顎頭運動の解析によって可能である。

ト運動が増大して、ブラキシズム時の臼歯部の干渉を増加させる。

2-5　顆路角

側頭骨の関節結節の後方斜面(エミネンス)の角度を顆路角と呼ぶ。顆路角は咬合誘導路と密接に関連しているので、咬合構築においてもっとも重要な要素となっている(図3-6)。顆路角の測定はコンジログラフによって行われる。

2-6　ブラキシズムと咬合干渉

ブラキシズム・グラインディング運動において、非作業側の下顎頭はほとんど回転をともなわない滑走運動であり(図3-7)、また非作業側の歯は通常離開されるべきである。しかし、Wilson湾曲やSpee湾曲が強い場合、咬合平面が急峻な場合などに非作業側の咬合干渉が発現する。このような咬合干渉は、干渉のある歯に強い側方力を加え歯のジグリングや顎関節部での下顎頭の引き出し、あるいは

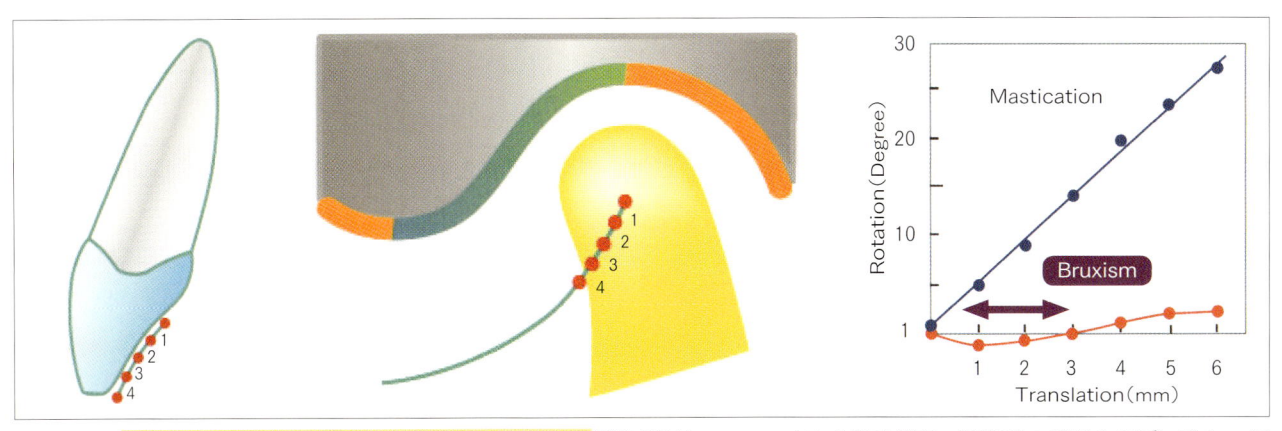

2 ブラキシズムを理解するための咬合の基礎

図3-8 **エミネンスの傾斜と犬歯誘導路傾斜との関係。**顆路傾斜(エミネンス)は犬歯舌側面の誘導路の傾斜とほぼ一致し、平行な関係となっている。これによって回転運動のないスムーズなブラキシズム・グラインディング運動(滑走運動)が可能となる。

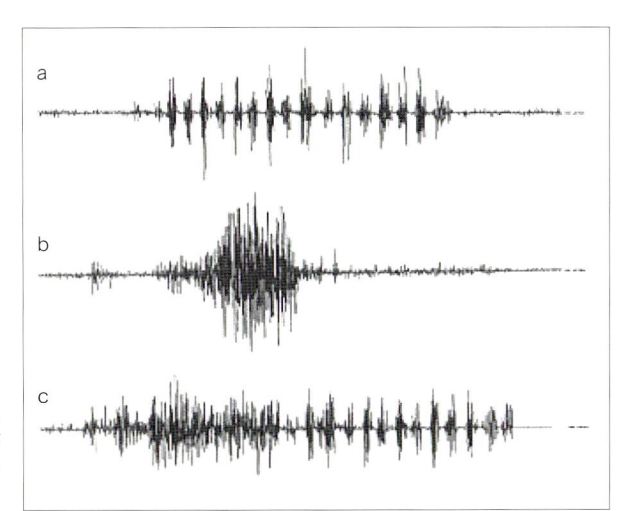

図3-9 **ブラキシズムのタイプ。**ブラキシズム活動には筋電図学的に、グラインディング(a)、クレンチング(b)、タッピングがある。実際の睡眠ブラキシズムは、これらの運動の混合したもの(c)である(Lavigne GJ. 1996[3]より引用)。

過剰な咀嚼筋活動を誘導して、歯周病や顎関節内障、筋機能障害などの原因となる。

2-7 ブラキシズムと下顎の回転

　ブラキシズム・グラインディング運動はスムーズな滑走運動であるべきである(図3-8)。しかし、オクルーザル・ガイダンスとポステリアー・ガイダンス(顎関節)との調和が崩れている場合にはグラインディング運動にともなって、下顎の回転が起こる。ブラキシズムにおいては、とくに開口方向の下顎の回転が問題となる。なぜなら、ブラキシズムは基本的に強力な閉口筋の活動であり、開口運動とは拮抗することになり、スムーズな滑走運動を阻害するからである。

2-8 ブラキシズムと咬合支持

　ブラキシズム・グラインディング運動はきわめて強力な閉口筋の活動である。この筋力は歯列とともに顎関節にも加えられる。十分な咬合支持がない場合は、当然顎関節に圧迫が加わることになり、顎関節内障や下顎頭の退行変性などの原因となる。

2-9 顎関節の弛緩

　多くの顎機能障害に顎関節のルーズニング(弛緩)が見られる。顎関節のルーズニングは、現象としては下関節腔における滑走運動の増加である。これは、ブラキシズム時における下顎頭の側方へのシフトを増加させ、大臼歯部の咬合接触(咬合干渉)を増加させるので、大きな問題となる。

2-10 ブラキシズムのパターン

　ブラキシズムには主に3つのパターンがあり、実際のブラキシズムはこれらの混合型である(図3-9)。

27

第3章　ブラキシズムと咬合学

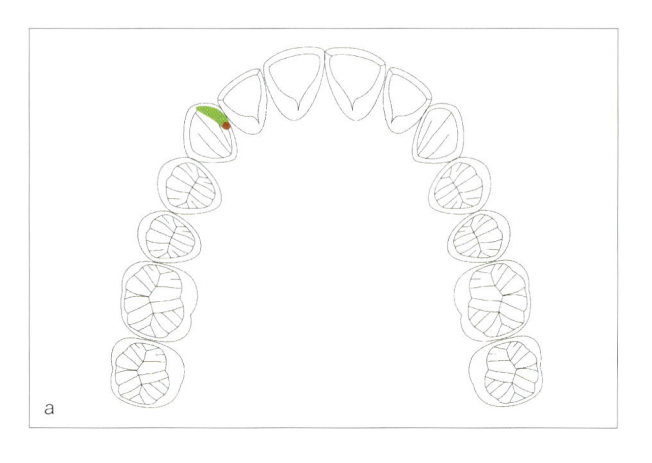

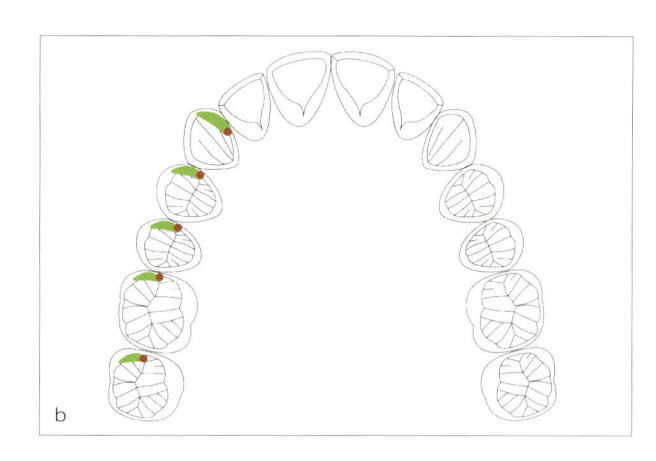

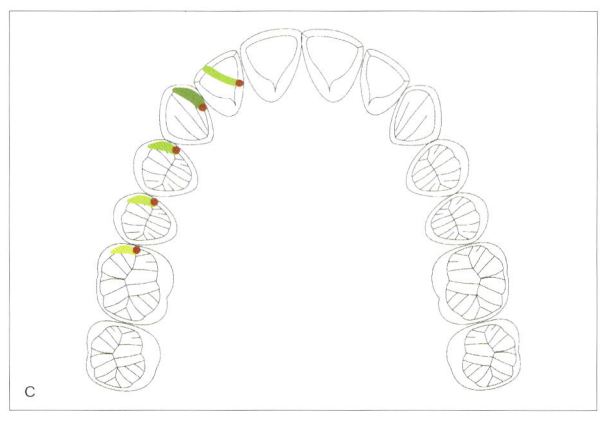

図3-10　**咬合様式と咬合誘導路。**古典的な犬歯誘導の概念では、犬歯のみが誘導して他の歯は即時的に離開するという考え方であった(a)。グループ・ファンクションでは、作業側の犬歯、小臼歯、大臼歯が同時に誘導に参加するという概念である(b)。順次誘導咬合では、天然歯の誘導路の研究結果をもとに後方歯から順次離開して誘導の最終段階では犬歯が主導的に誘導すると考えられている(c)。

- グラインディング(図3-9a)：典型的なブラキシズム活動で、下顎を偏心的に運動させて歯をこすり合わせる。筋活動としては、リズミカルな繰り返しの活動として観察される。
- クレンチング(図3-9b)：咀嚼筋が緊張して起こる歯の噛みしめで、筋活動としては強いバーストが一定期間連続して起こる。実際には、微細なグラインディング運動も起こっているのでミニグラインディング運動とも考えられる。
- タッピング(図3-9c)：短く繰り返すスパイク状のリズミカルな筋活動で、下顎の細かい開閉口による歯の接触である。3パターンの中での発現頻度としてはもっとも少ない。

2-11　犬歯誘導(図3-10a)

下顎のグラインディング運動時に上顎犬歯の舌側面によってガイドされ、他の歯が離開する咬合様式を意味するが、一般的に誤解がある。それは、臼歯部の離開を強調するあまり、犬歯の誘導路を急峻にしすぎることである。犬歯の誘導路を急峻にしすぎると、犬歯舌側面でのグラインディングが難しくなり犬歯での誘導にならなくなる。犬歯の誘導路を強くすると、下顎の偏位やサイドシフトの強調、咀嚼筋の過緊張、臼歯部の咬合干渉などを誘発し、下顎頭蓋系の機能障害の原因となる。犬歯舌側面の誘導路は、顆路角を参考にそれよりもフラットにするのが良い。日本人の場合はアキシス・オルビタル平面(AOP)に対して最大48°と考えてよい。

2-12　グループ・ファンクション(図3-10b)

個人の咬合様式が犬歯誘導となるかグループ・ファンクションになるかは、咬合平面の傾斜と犬歯より後方部歯群の誘導路角の差に依存している。咬合平面は、急峻になるとグラインディング運動時の臼歯部離開は起こりにくくなる。また、グループ・ファンクションの咬合様式をもっている個体では、後方部歯群の誘導路角に差がないことが報告されている[4]。

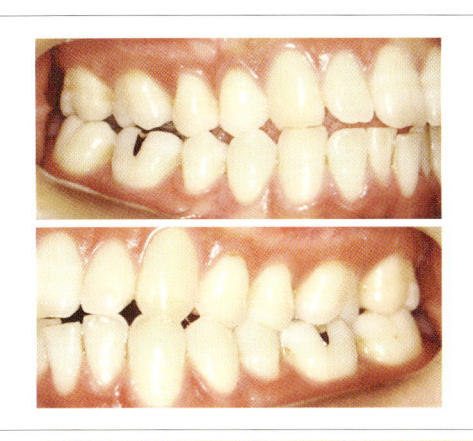

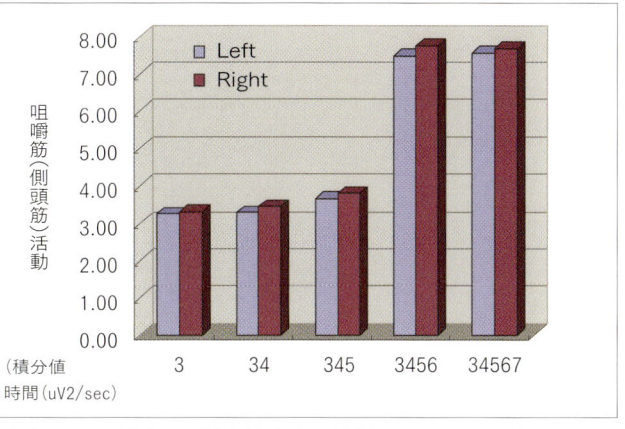

図3-11 **ブラキシズム時の咬頭の接触と咀嚼筋活動。**実験的に犬歯のみの誘導から順次後方歯が接触するように設定してグラインディング時の筋活動を調べると、とくに大臼歯の接触のある場合、筋活動が上昇して強力なブラキシズムとなる。このことから、過大なブラキシズムを予防するためには、犬歯主導型の咬合様式とするべきと考えられる。

表3-1 楔状欠損の有無と咬合誘導路の傾斜との関係

	犬歯誘導	グループ・ファンクション	楔状欠損（無）	楔状欠損（有）
3	41.8(7.4)	35.2(11.2)	41.1(8.4)	40.0(8.9)
4	29.4(6.4)	35.5(9.7)	28.5(5.4)	37.1(8.0)
5	23.4(7.1)	34.6(7.2)	23.5(5.8)	36.3(8.0)
6	15.1(8.5)	31.7(12.0)	15.7(5.7)	29.2(8.2)
7	12.9(6.3)	24.1(5.0)	10.8(7.5)	27.8(11.3)

Stainer M, et al. Dtsch Zahnärztl Z 1999；54：325[4] より引用.
Leja W, et al. Dtsch Zahnärztl Z 1999；45：412[8] より引用.

表3-2 咬合様式と楔状欠損発現との関係

	犬歯誘導		グループ・ファンクション	
楔状欠損をもつ個体数	8/60	13%	58/86	67%
楔状欠損をもつ歯数	38/1636	2%	507/2341	13%

Marion LR, et al. J Dent Res 1997；76：309[9] より引用.

2-13 順次誘導咬合（図3-10c）

　天然歯列における各歯の舌側面の誘導路斜面を計測すると、誘導路の傾斜には前歯から大臼歯にかけて順次性のあることが知られている[5,6]。このような順次性は、ブラキシズム・グラインディング運動において大臼歯から順次的に離開する条件を与えている。犬歯は、側方へのグラインディング運動においてもっとも急峻な誘導路をもっていること、またもっとも長い誘導路をもっているため最終的には犬歯誘導を与えている。そのため、この咬合様式は犬歯主導型の順次誘導咬合と呼ばれている。

3 咬合治療における睡眠ブラキシズムの意義

　睡眠ブラキシズムは歯科医学的に多くの問題を惹起する要因と考えられている。すなわち、歯の摩耗、歯の動揺、知覚過敏、楔状欠損、歯周組織の崩壊、顎関節の機能障害、咀嚼筋群の過緊張など多くの歯科的疾患は、強力なブラキシズム運動に起因する生体力学と関連していることが認識されている。

　一般的に歯科臨床では、最終的に必ずといってよいほど咬合構築が必要となる。この際に、ストレス・ブラキシズムに対する対応がきわめて重要となる。歯科医学の最終目標は、ストレス発散という咀嚼器官の重要な機能を考慮した完璧な咬合を完成することによって全身の健康維持に寄与することと考えられる。しかし、一方で睡眠ブラキシズムは、歯科的に多くの問題を惹起する要因と考えられている。とくに臼歯部の接触による過剰な筋活動は、アブフラクション（楔状欠損）に代表される歯質の破壊を誘発する危険性を高めることになる（図3-11）[7]。事実、アブフラクションを発現している患者群では臼歯部のオクルーザル・ガイダンスの傾斜が強くグループ・ファンクションの咬合様式をもっていること（表3-1）[4,8]、あるいは犬歯誘導のグループとグループ・ファンクションのグループとを比較すると、グループ・ファンクションのグループにおいてアブフラクションの発現が高いことが報告されている（表3-2）[9]。

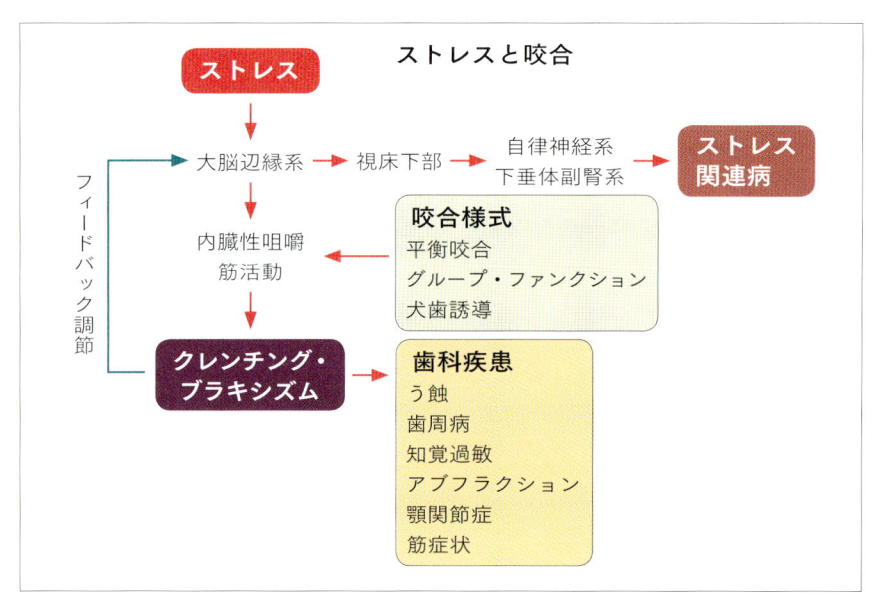

図3-12 **咬合医学の提言。**咬合学は、咀嚼器官のストレス発散機能を介してストレス医学と密接に関連している。歯科的咬合治療の意義は、咀嚼器官の本来の機能である情動ストレス発現(ブラキシズム)を過剰な咀嚼筋活動を誘発することなく、行わせることにある。そのうえで患者ごとの条件に調和した咬合をデザインし、再構築することはきわめて重要である。

4 ブラキシズムに対応した咬合学

ブラキシズムがストレス発散という機能を担っているとすると、複雑な現代社会を健康に生きぬくうえでもっとも重要な要素としての咬合が意味をもってくる。このような観点から咬合治療の目的は、スムーズなブラキシズムが可能で、かつ口腔系諸組織に為害作用を与えない咬合の構築ということになる。

咀嚼器官とストレスに関連する医学領域を咬合医学としてまとめると図3-12のようになる。ストレスの全身への影響に関する研究は、いわばストレス医学でもいうべき領域を形成する現代医学の重要な課題である。また、ストレスに関連する疾患は医学のすべての分野と関係しているといっても過言ではない。一方、ストレスは咀嚼筋活動を誘発してブラキシズムを介してストレスを発散するが、このとき上下の歯の接触様式によって筋活動が左右される。すなわち、睡眠ブラキシズムは基本的には中枢性に誘発される現象であるが、そのときの咀嚼筋活動の強さは咬合様式に依存している。ブラキシズム運動時に臼歯が接触するタイプの咬合では強大な筋活動が誘発され、結果として歯や歯周組織、顎関節などに破壊的影響を及ぼすことになる。それゆえ、生理的なブラキシズムによって生理的なストレス発散を行い、健康的な生活を送るうえで正しい咬合が重要となる。

5 咬合学におけるブラキシズムの重要性

前述のように、咬合の基本概念は相互保護(Mutually Protection)の考え方を基本としている。咀嚼器官に強力なブラキシズムによる咬合力が加わった場合、臼歯部に接触があると異常に強い筋活動が誘導され臼歯に側方圧が加わり危険に晒されるため、前歯は側方グラインディング運動時に臼歯を離開させ筋活動を減少させることによって臼歯を保護しなければならない。また強いクレンチングによる咬合力が前歯に加わった場合には前歯が危険となるため、臼歯が垂直的に支持することで前歯を守るという役割を果たさなければならない。さらにこのような相互保護は同時に顎関節の保護にも役立っている。このような概念から生体に調和した咬合様式として、下顎のグラインディング運動時に犬歯が主導的役割を果たす、いわゆる犬歯誘導型の咬合が受け入れられる。

犬歯誘導とはどのような咬合をいうのか。犬歯誘導咬合に対する一般的認識には誤解が多く含まれている。下顎を側方的に偏心運動させたとき、犬歯のみが接触して臼歯が離開している状態を見て犬歯誘導と解釈していることがその誤解の最たるものであろう。このような誤解が、たとえば臼歯が離開するところまで犬歯の誘導路を強くするというような間違った咬合治療が行われている原因である。犬歯舌側面の誘導路の傾斜は、もう少し厳密に決定されるべきである。

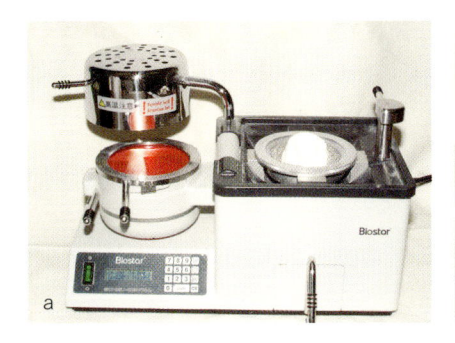

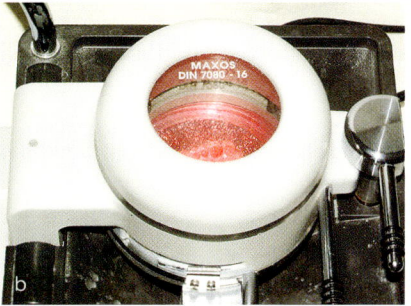

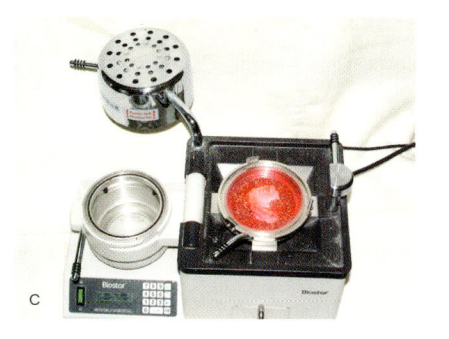

図3-13 **ブラックスチェッカーの製作**。ブラックスチェッカーをバイオスターにセットし(a)、200℃で15秒間加熱(b)後、石膏模型上にバキュームプレス(c、d)する。プレス後のシートを歯列歯頸部に沿って切り出し完成する(e)。

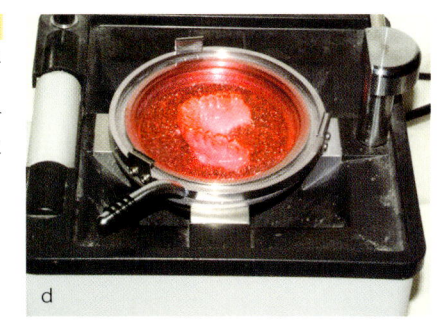

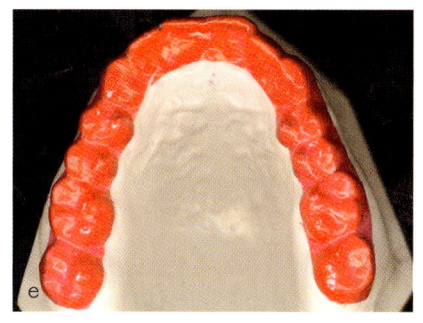

図3-14 **ブラキシズム時のグラインディング**は、基本的に側方後退運動であり、下顎が前方方向に運動することはない。また、グラインディング領域は、咬頭嵌合位のセントリック・ストップを含む場合と含まない場合がある。この違いは、おそらく顆路傾斜と犬歯舌側面の誘導路の傾斜との関係によるものと考えられる。すなわち、顆路傾斜に対して犬歯舌側面の傾斜が強すぎる場合、咬頭嵌合位からのグラインディングが困難となり、犬歯尖頭にジャンプしてブラキシズムを行うものと考えられる。

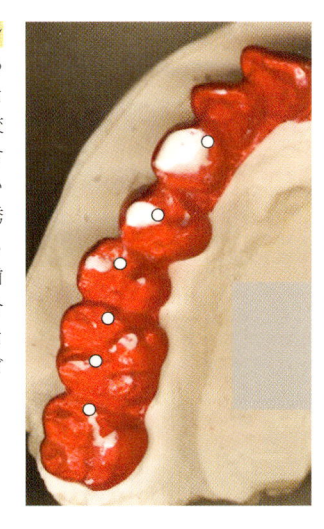

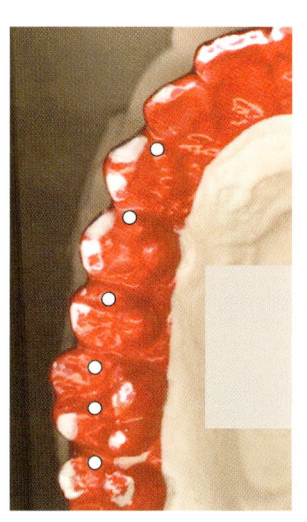

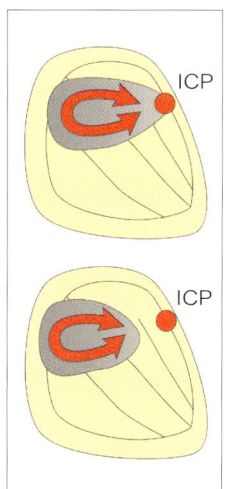

6 ブラキシズム・グラインディング運動

　ブラキシズム時のグラインディング運動は、咬合再構築において咬合パターンを決定するうえで重要である。過去の多くの研究結果が示すように、グラインディング運動時の臼歯部の干渉は、過剰な筋活動を惹起することが知られている。それゆえ、咬合構築においては睡眠ブラキシズムにおける歯の接触状態を調べることがきわめて重要である。睡眠ブラキシズム時のグラインディング・パターンは、ブラックスチェッカーと呼ばれる0.1mm厚のシートを上顎歯列模型にバキュームで圧接したものを利用して観察することができる(図3-13)[10-12]。その観察によると、ブラキシズム時のグラインディングは基本的に側方後退運動であり、下顎が前方方向に運動することはない。また、グラインディング領域は咬頭嵌合位のセントリック・ストップを含む場合と含まない場合がある(図3-14)。この違いは、おそらく顆路傾斜と犬歯舌側面の誘導路の傾斜との関係に依存するものと考えられる。すなわち、顆路傾斜に対して犬歯舌側面の傾斜が強すぎる場合、咬頭嵌合位からのグラインディングが困難となり、犬歯尖頭にジャンプしてブラキシズムを行うものと考えられる。さらにブラックスチェッカーによる睡眠ブラ

キシズム時のグラインディング・パターンの観察は、口腔内では見ることのできない歯の接触状態を明確に示してくれる。それゆえ、患者ごとにどのような咬合様式をもっているのかを決定するためには、このような方法で睡眠ブラキシズム時のグラインディング・パターンを調べることが重要である。

7 ブラキシズムと犬歯誘導咬合

顎関節の成長発育過程を観察すると、関節結節の後方斜面（エミネンス）の傾斜、いわゆる顆路傾斜は年齢とともに急峻になってくる。顆路傾斜が最終的にどのくらいの傾斜で完成するのかということは、その個体ごとの犬歯の萌出角度に依存している。すなわち、咬合が完成した成人において、顆路傾斜は犬歯舌側面の誘導路の傾斜とほぼ一致し、両者はお互いに平行な関係となる（表3-3、図3-15）[13]。このような顆路と犬歯舌側面傾斜との関係はブラキシズム・グラインディング運動において重要な意味がある（図3-8）。顆路傾斜と犬歯舌側面の誘導路の傾斜が平行な関係を保つことによって初めてスムーズなブラキシズム・グラインディング運動が可能である。ブラキシズム・グラインディング運動は強力な閉口筋活動であるから、もし犬歯舌側面の誘導路傾斜が顆路傾斜よりも急峻になると、スムーズなグラインディング運動は困難となる。ブラキシズム・グラインディング運動は強力な閉口筋活動で作業側下顎頭が保持されると同時に、非作業側の下顎頭がエミネンスに沿って下降する運動である。犬歯舌側面の誘導路傾斜が顆路傾斜よりも急峻になると、上下顎の犬歯間の歯冠内開口角が狭くなり、適切な咬合誘導が困難となる（図3-16）。実験的に犬歯の舌側面傾斜を強くすると、グラインディング運動にともなって下顎が後退して顎関節に圧迫が加わり、きわめて危険な状況となる（図3-17）。それゆえ、咬合再構築において犬歯舌側面の誘導路傾斜は患者ごとに厳密に決定されるべきで、顆路傾斜よりも強い犬歯舌側面傾斜を与えることは厳に避けなければならない。

また、前歯舌側面の誘導路傾斜を強くした場合も下顎の後退にともなう顎関節内障が発現することが報告されている[1]。このことは、犬歯および前歯の舌側面誘導路傾斜は完全に調和すべきであることを意味している。前歯舌側面の傾斜は、平均的には顆路傾斜に対して約10°急峻である。この生理的意義は、顆路傾斜と犬歯舌側面傾斜の平行関係および顆路傾斜に対して10°急峻な前歯舌側面の傾斜という関係によって、前歯と犬歯との機能的に調和した下顎の

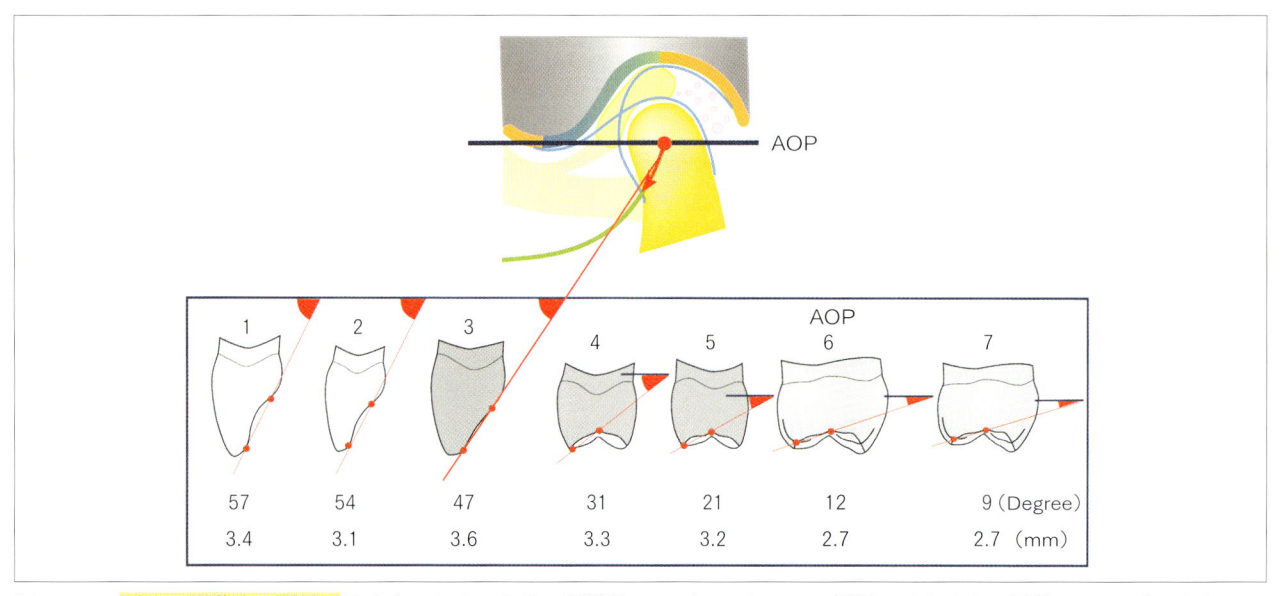

図3-15 **顆路と誘導路の関係。** 日本人における犬歯の誘導路およびエミネンスの傾斜のそれぞれの平均は45〜47°であり、これらは、ほぼ平行な関係となっている。ブラキシズムは強力な閉口筋活動による上下顎歯のグラインディング運動であるが、このような平行関係によって無理のないスムーズな下顎のグラインディングが可能となる。

7 ブラキシズムと犬歯誘導咬合

表3-3 日本人の咬合誘導路の傾斜と距離

Tooth	Occlusal Guidance (Degree)	
	Inclination (Degree)	Distance (mm)
Central	57.2 ± 9.7	3.4 ± 0.8
Lateral	53.6 ± 10.5	3.1 ± 0.9
Canine	47.7 ± 8.1	3.6 ± 1.1
1st Premolar	30.7 ± 9.7	3.3 ± 0.4
2nd Premolar	20.7 ± 8.7	3.2 ± 0.6
1st Molar	12.0 ± 7.8	2.7 ± 0.6
2nd Molar	8.7 ± 6.8	2.7 ± 0.9

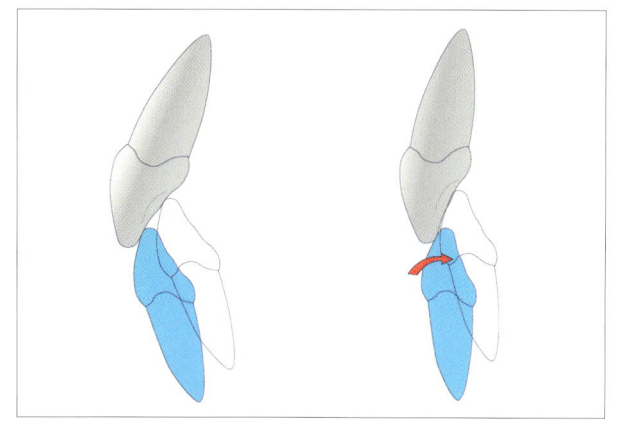

図3-16 **ブラキシズム時の犬歯誘導。**ブラキシズム時の下顎の運動は、作業側下顎頭を回転中心とする非作業側下顎頭の旋回運動である。このような運動は、作業側犬歯部の誘導路として比較的フラットな斜面を要求する。犬歯の誘導路が急峻な場合、歯冠内離開角が狭窄するため、グラインディングにともなって下顎の犬歯を舌側傾斜させるような咬合力が加わることになる。

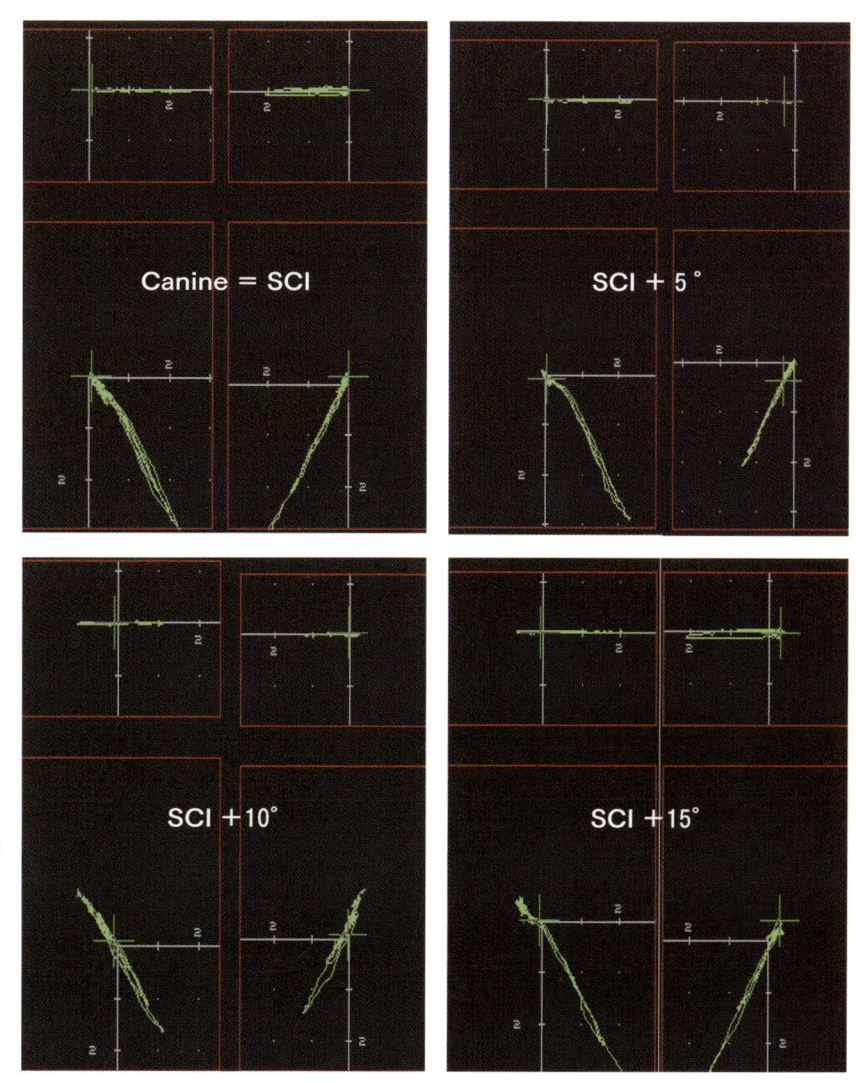

図3-17 **犬歯誘導路の傾斜と下顎頭のブラキシズム運動。**実験的に犬歯の誘導路を急峻にすると、グラインディング時の下顎頭は後上方に向かい、後方に圧迫されるパターンに変化する。ブラキシズム時のこのような運動は、顎関節にとって危険な状態で顎機能障害の原因となる。

33

ブラキシズム・グラインディング運動が達成される。
　犬歯舌側面傾斜に対して、それより後方の小臼歯、大臼歯の誘導路傾斜および誘導距離は順次的にフラットで短くなることが知られ、後方歯ほど離開しやすい条件となっている（図3-15）。それゆえ、グラインディング運動時の臼歯離開は、犬歯舌側面傾斜を強くして得られるものではなく、小臼歯、大臼歯の順次的な誘導路傾斜によって達成されるべきであることを認識しなければならない。

8 ブラキシズムから歯や口腔を守るための咬合のルール

　ブラキシズムという強力な筋活動から歯や口腔を守るためにはどのような点に注意して咬合を構築すべきかが重要な課題となる。いわゆる咬合のルールとしては、多くの要素を考慮する必要がある。ここでは、その中でももっとも重要と思われる2つの点について述べることとする。

9 顎関節の滑走運動と咬合

　滑膜関節である顎関節の基本運動は滑走運動である。出生直後の小児の顎関節を観察すると、関節結節はほとんど見られず、下顎頭軟骨表面、関節円板および下顎窩軟骨面を除く関節包の内面は滑膜組織で被覆されている。滑膜は関節内の物質代謝に寄与するとともに、滑液を産生して下顎頭の滑走運動をスムーズに行う役割を果たしている。顎関節が滑膜関節である意義は、この関節が滑走運動を行っても滑膜組織と滑液によって、ほとんど摩擦抵抗がない。したがって筋肉系に負荷をかけることなく、最小限のエネルギー消費で運動が可能なことである。このことは、とくにブラキシズムのような強力な筋活動によるグラインディング運動においても咀嚼筋には負荷をかけない運動を可能にしているという点で重要な意味をもっている。
　この機能的な原則は、成長発育期を通じて歯が萌出しても変わることなく維持される。歯の萌出は下顎頭のスムーズな滑走運動を阻害する要因となるが、生体は関節結節の形成によってこの機能的な原則を維持するのである。すなわち、歯が萌出すると下顎の運動パターンが変化し、この運動パターンの変化が関節結節の成長を促して、オクルーザル・ガイダンスの傾斜と顆路傾斜を平行に保つ適応反応が誘導されるのである。その後萌出する歯によっても、この適応反応は繰り返される。言い換えると、歯の舌側面の形態が関節結節を形成して、ブラキシズムにおいても負荷をかけない運動を可能にしている。
　そのために、ブラキシズムから歯や口腔を守る咬合ルールの第1は、この機能的な原則に反しない咬合を与えることである（図3-16）。具体的には、オクルーザル・ガイダンスで主導的な役割を果たす犬歯の舌側斜面の傾斜を関節結節の後方斜面（エミネンス）の傾斜と一致させるか、あるいはエミネンスの傾斜よりもフラットにし、けっして強い傾斜を与えないことである。
　実験的に犬歯の誘導路を顆路角よりも強くした場合、ブラキシズムによって下顎頭が後方に圧迫されることがわかる（図3-17）。

10 オクルーザル・ガイダンスの順次性

　成長期を通じて変化を繰り返す咬合系は、犬歯の萌出および第二大臼歯の萌出によって完成を見るが、完成した永久歯のオクルーザル・ガイダンスの傾斜には、前歯から大臼歯にかけてしだいに緩やかな傾斜に移行するという順次性がある。このような順次性は、ブラキシズムのようなグラインディング運動において、後方臼歯から順次的に離開してグラインディング運動の最終段階には犬歯が誘導するという条件を与えている。このような咬合様式を犬歯主導型の順次誘導咬合と呼んでいる（表3-3）。
　ブラキシズムから歯や口腔を守る咬合ルールの第2としては、生体の示すこのような咬合誘導路の順次性を模倣することである。臨床的な咬合構築においては、まずアキシオグラフなどの方法でエミネンスの傾斜を測定し、エミネンスの傾斜と上顎犬歯の舌側斜面の傾斜とを一致させるように角度を決定する。前歯はこの角度より約10°強い角度を設定する。犬歯より後方部は順次的に約10°ずつフラットな角度を設定して咬合を完成する（図3-15）。このような咬合を与えることにより、ブラキシズム運動においても下顎の回転をともなわないスムーズなブラキ

シズムが可能となる。

　オクルーザル・ガイダンスの詳細に関しては参考文献を参照されたい[18-41]。

参考文献

1. McHorris WH. Focus on anterior guidance. J Gnathology 1989；8：3-13.
2. Lundeen HC, Gibbs CH. The function of teeth. The physiology of mandibular function related to occlusal form and esthetics. L and G publishers I.I.C, 2005.
3. Lavigne GJ, Rompre PH, Montplaisir JY. Sleep Bruxism.Validity of Clinical Research Diagnostic Criteria in a Controlled Polysomnographic Study. J Dent Res 1996；75：546-552.
4. Stainer M, Hilbe M, Leja S, Kulmer S. Inclination and sequence of guiding elements in group function occlusion. Dtsch Zahnärztl Z 1999；54：325-328.
5. Celar GA, Kubota M, Akimoto S, Sato S, Slavicek R, Hennerbichle E. Inclines of occlusal guidance, wear facets, and hinge axis path considering sequential guidance with canine dominance. Bull Kanagawa Dent Coll 1997；25：3-9.
6. Celar A, Sato S, Akimoto S, Yamaura S, MatsumotoA, Slavicek R. Sequential Guidance with Canine Dominance in Japanese and Caucasian Samples. Bull Kanagawa Dent Coll 1994；122：18-24.
7. Tamaki K, Hori N, Fujiwara M, Yoshino T, Toyoda M, Sato S. A pilot study on masticatory muscles activities during grinding movements in occlusion with different guiding areas on working side. Bull Kanagawa Dent Coll 2001；29：26-27.
8. Leja W, Hilbe M, Stainer M, Kulmer S. Non-caries cervical lesion to occlusal pattern and guiding component inclination. Dtsch Zahnärztl/Z 1999；45；412-414.
9. Marion LR, Bayne SC, Shugars DA, Bader JD, Guckes AD, Scurria MS, Heymann HO. Effects of Occlusion Type and Wear on Cervical Lesion Frequency. J Dent Res. 1997；76：309.
10. Onodera K, Kawagoe T, Protacio-Quismundo C, Sasaguri K, Sato S. The use of a BruxChecker in theEvaluation of Different Occlusal Schemes Based on Individual Grinding Patterns. Cranio 2006；24：292-299.
11. Park BK, Tokiwa O, Takezawa Y, Takahashi Y, Sasaguri K, Sato S. Relationship of Tooth Grinding Pattern during Sleep Bruxism and Temporomandibular Joint Status. Cranio 2008；26：8-15.
12. Tokiwa O, Park BK, Takezawa Y, Takahashi Y, Sasaguri K, Sato S. Relationship of Tooth Grinding Pattern during Sleep Bruxism and Dental Status. Cranio 2008；26：1-7.
13. Takei J, Akimoto S, Sato S. Occlusal guidance and occlusal planes at different ages follow the sequential occlusion concept. Bull Kanagawa Dent Coll 2008；36：(In press).
14. 佐藤貞雄．やさしい咬合生物学　シークエンシャル咬合の理論と実際　1．咬合と歯科疾患．The Quintessence 2003；22：1069-1078.
15. 佐藤貞雄．やさしい咬合生物学　シークエンシャル咬合の理論と実際　2．正常咬合と不正咬合の診断．The Quintessence 2003；22：1281-1290.
16. 佐藤貞雄：やさしい咬合生物学シークエンシャル咬合の理論と実際　3．ブラキシズムと咬合．The Quintessence 2003；22：1523-1531.
17. 青木聡，石川達也，佐藤貞雄．やさしい咬合生物学　シークエンシャル咬合の理論と実際　4．咬合の全身の健康との関連．The Quintessence 2003；22：1773-1779.
18. 玉置勝司．やさしい咬合生物学　シークエンシャル咬合の理論と実際　5．咬合と顎関節症の接点．The Quintessence 2003；22：2001-2008.
19. 青木聡．やさしい咬合生物学 シークエンシャル咬合の理論と実際 6．咬合の診査から診断までのプロセス，診断のための診査項目の種類について．The Quintessence 2003；22：2233-2241.
20. 青木聡．やさしい咬合生物学 シークエンシャル咬合の理論と実際 7．咬合の診査から診断までのプロセス，資料の分析と診断．The Quintessence 2003；22：2449-2455.
21. 花島美和，佐藤貞雄．やさしい咬合生物学 シークエンシャル咬合の理論と実際 8．咬合設計―個々の歯の役割と機能的デザイン．The Quintessence 2003；22：2705-2715.
22. 佐藤貞雄，玉置勝司，青木聡，花島美和，榊原功二，Rudolf Slavicek やさしい咬合生物学シークエンシャル咬合の理論と実際 9．機能咬合の原理．The Quintessence 2004；23：183-202.
23. 青木聡，佐藤貞雄．やさしい咬合生物学 シークエンシャル咬合の理論と実際 10．咬合が崩壊した患者に対する新しい咬合の付与について．The Quintessence 2004；23：439-448.
24. 青木聡，佐藤貞雄．やさしい咬合生物学シークエンシャル咬合の理論と実際 11．咬合再構成におけるガイダンスの位置づけ．The Quintessence 2004；23：693-703.
25. 佐藤貞雄，高階博文，青木聡，榊原功二，花島美和．やさしい咬合生物学 シークエンシャル咬合の理論と実際 12．ブラキシズムに起因した咬合崩壊症例の歯冠修復による咬合再建治療．The Quintessence 2004；23：183-192.
26. 榊原功二，佐藤貞雄．シークエンシャルオクルージョンの臨床―下顎の後退を伴うⅡ級症例の咬合治療の実際―．Quintessence of Dental Technology(Tokyo)2004；29：12-28.
27. 佐藤貞雄．健康医学から見た咬合と全身との関係―ブラキシズムを中心とする咬合医学の提言―．月刊保団連 2003；787：49-57.
28. 佐藤貞雄．顎顔面の垂直的高径と不正咬合―生体の適応と代償の原理―．日歯科医師誌 2002；55：15-25.
29. 佐藤貞雄，笹栗健一．ブラキシズムの生理機能と咬合医学的視点．日本歯科産業学会誌 2004；18：3-10.
30. 花島美和，榊原功二，佐藤貞雄．咬合形態と臼歯離開との関係に関する研究．顎咬合誌 2002；22：310-317.
31. 榊原功二，佐藤貞雄．シークエンシャルオクルージョンにおける咬合採得の概念とその実際．Quintessence of Dental Technology(Tokyo)2000；25：50-57.
32. 佐藤貞雄．下顎位の概念と臨床的に求められる下顎位．日顎咬合誌，21：376-383, 2001.
33. 佐藤貞雄．咀嚼器官の役割からみた咬合と全身との関係．日全身咬合誌 2000；6：101-19.
34. 佐藤貞雄．顎関節と咬合その不可解な関係，顎咬合誌, 20：338-344, 2000.
35. 榊原功二，佐藤貞雄．機能咬合構築のためのワックスアップ．歯科技工 1997；25：602-614.
36. 佐藤貞雄，玉置勝司．機能的咬合再構築からブラキシズムの意義．日歯科評論臨時増刊号 1997；201-219.
37. 佐藤貞雄，井坂文雄，木村智，渡邊亨，村居聖子，秋本進．日本人の咬合様式に関する研究　第1報日本人正常咬合者の歯の形態と誘導路．日顎咬合誌 1996；17：41-48.
38. 佐藤貞雄．咀嚼器官の役割と機能咬合の概念．補綴臨床 1996；29：265-279.
39. 佐藤貞雄，玉置勝司．ナソロジーの新しい潮流―機能咬合の概念と臨床応用―歯科技工 1997；25：352-362.
40. 佐藤貞雄，玉置勝司，榊原功二，石井穰，R. Slavicek. Computerized Axiographic System を利用した顎関節機能不全を伴う症例の下顎位の診断とその治療．日顎咬合誌 1994；15：205-215.
41. 佐藤貞雄，玉置勝司，他．Computerized Axiographic System を利用した顎関節機能不全を伴う症例の下顎位の診断とその治療．日顎咬合誌 1994；15：205-215.

第4章

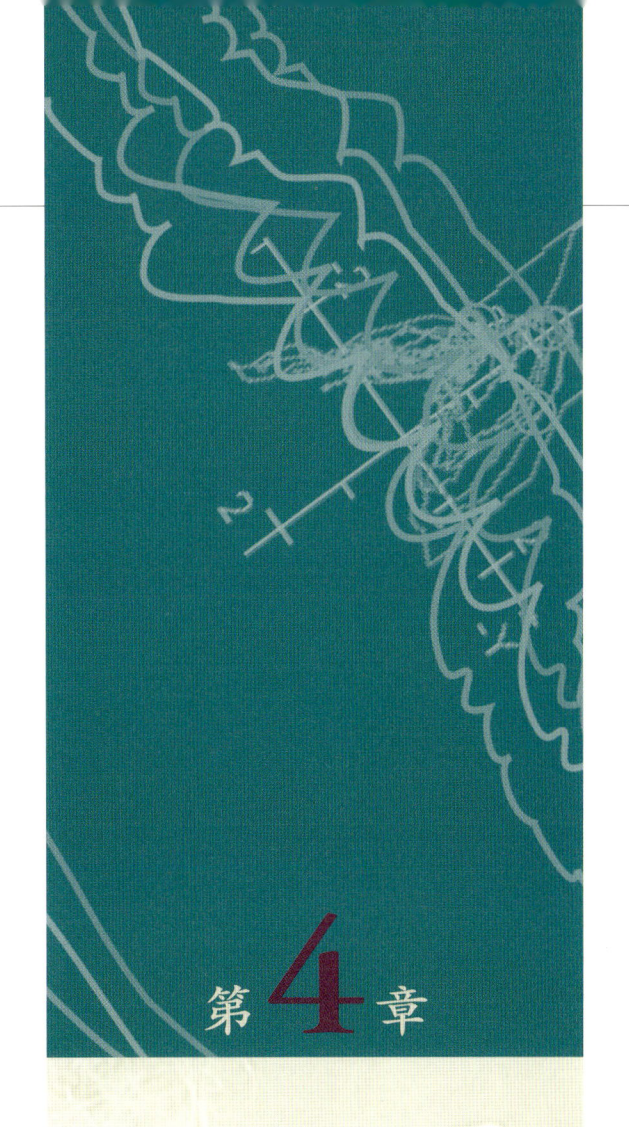

ブラキシズムの診断

1 咬合診査および診断の目的

　ブラキシズムは基本的に強い噛みしめおよび下顎の滑走運動を発現する咀嚼筋の活動である。このような運動に際して上下の歯の異常な接触は筋活動を増強させ、異常に強いブラキシズムとなるため臨床的に問題となる。すなわちブラキシズム運動にともなう筋活動は臼歯の接触がある場合には異常に上昇し、非生理的なブラキシズムとなる危険性が高い[1-4]。異常な筋活動を惹起させないためには、ブラキシズム時の臼歯離開が不可欠である。このような観点から咬合を考えた場合、咬合の不正要因は、ブラキシズムという強大な筋活動においてその筋活動をさらに上昇させるような上下顎歯の咬頭接触および強い噛みしめを行った際に、顎関節に負荷をかける咬合支持の喪失である。すなわち、歯科的咬合診査や咬合治療の目的は、これらの不正要因を診査し、咬合治療によってそれらを排除することである。このような観点から咬合の不正要因は図4‐1に示すような4つにまとめることができる。

2 咬合診断のための下顎位

　顎口腔系を機能的なユニットとしてとらえるナソロジーが学問として体系づけられたのは80年以上前のことである。以来、米国を中心に咬合学の研究が展開され咬合の理論や概念が発展し、その概念を臨床に応用するための診断機器や治療法などが開発されてきた。これらの歴史的変遷の過程でいつも問題となってきたのは下顎位である。下顎位の表現は時代とともに変遷してきたが、概念そのものは、それほど大きくは変わっていない。1929年頃にはすでに中心位とは下顎頭が関節窩の中で関節円板と生理的な関係にある状態と説明されている（Hanau RH. 1929）[5]。現在でも中心位の定義は、滑膜関節である顎関節の運動機能や、顎関節を構成する関節円板や靭帯、結合組織の生理や代謝活性といった点を配慮し、関節円板と下顎頭との関係が重視されている。

　咬合治療において下顎位や咬合の概念が必要とされる理由は、それを顎口腔系の機能障害をもつ患者の治療に応用するためである。それらの患者の下顎位は、多くの場合3次元的に偏位しており、それが機能障害の原因となっている。それらの患者の歯科的咬合治療においては、治療目標の下顎位を再現することが必須であり、そのよりどころとなるものが中心位の定義である。Avril CM（1996）[6]は、中心位の定義を関節窩内での下顎頭と関節円板との関係がエミネンスのどの部位においても正常な関係にある状態を中心位（CR）と定義し（図4‐2）、その関係が維持されている最後方位を診断の基準とすることを提案している。中心位の概念は、あくまで生体にとって問題のない頭蓋と下顎との3次元的関係を意味し、これには頭蓋‐下顎‐舌骨‐鎖骨系の靭帯や筋肉がかかわっている。中心位を下顎頭位として表わされたものが下顎頭‐関節円板‐エミネンスの正常な関係を意味する定義である。臨床的に大切なことは、中心位そのものを口腔内で直接記録できるかどうかという点である。関節の構造や機能にまったく問題のない健康な個体においては、その可能性はあると考えられるが、われわれが日常臨床的に対象としている咬合治療の必要な患者においては、口腔内で直接中心位を再現することはほとんど不可能である。

3 咬合診査のための咬合採得

　咬合の診断あるいは咬合再構成の目的で、生体の上下顎の関係を正確に咬合器に再現するための作業を咬合採得という。咬合の診断および咬合再構成の最終目標は生理的な下顎位における咬合の完成にあるので、実際に咬合採得を行う下顎位が生理的な位置であるか、あるいは非生理的な位置なのかがきわめて重要となる。Slavicek R[7]は下顎頭蓋系に機能障害をもつ症例を考慮し、圧迫のない最後方位を下顎の基準位（Reference Position, RP）とすることを提唱した（図4‐3）。下顎頭と関節円板が正常な関係にない場合は病的なRP（Deranged RP, DRP）と表現し、DRPの場合は当然、術者が治療目標の下顎位（Therapeutic RP, TRP）を客観的評価のもとに設定しなければならない。病的なRPと治療目標の下顎位とのズレ（DRP‐TRP）は、コンディログラフや画像解析などを用いた客観的な分析によって診断的に、また定量的に表現され、咬合器などで治療目標の下顎位を明確に再現する必要がある。

　日常臨床での咬合採得は、中心位での咬合採得で

図4-1 咬合の不正要因。
a 早期接触は、習慣性閉口路上の咬頭の接触であり、下顎の回転と滑走運動に干渉する咬頭接触ということができる。

b 咬頭干渉は、下顎の蝶番回転運動の経路上でこの回転運動に干渉する咬頭接触である。このような咬頭接触は、下顎頭の関節窩からの引き出し(Distraction)が誘発される。

c 咬合干渉は下顎の滑走運動に干渉する咬頭の接触を意味し、当該歯に側方力が加わり歯周組織の破壊や筋肉系の過剰緊張を発現する。

d 咬合支持の喪失は強い噛みしめ、あるいはグラインディングの際に下顎頭の圧迫(Compression)が誘発され、下顎頭の変形、吸収、関節円板の穿孔などの原因となる。

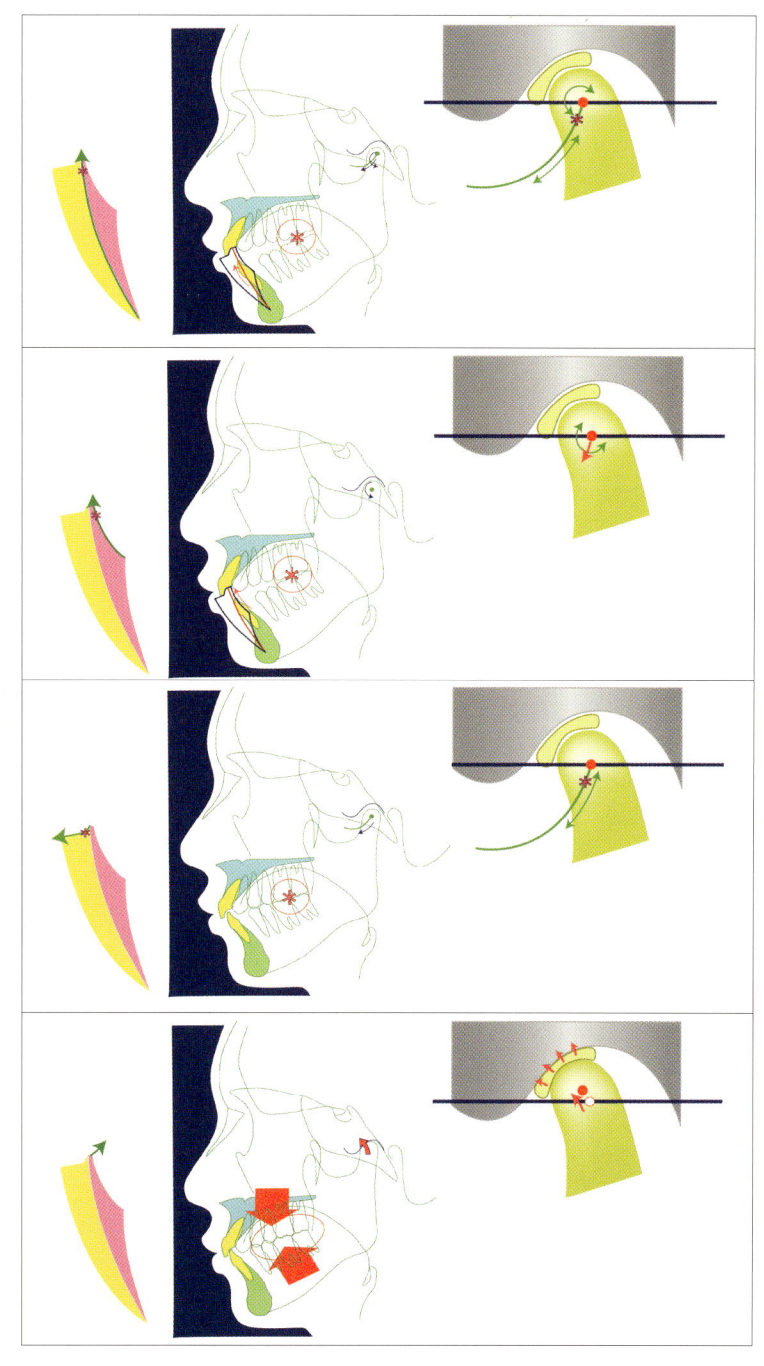

図4-2 下顎の中心関係(Centric Relation)。健康な顎関節において下顎頭関節円板複合体はエミネンスの機能面のどの部位においても正常な関係(中心関係、CR)を維持している(a)。この場合、下顎頭運動経路の再現性のある後退位(負荷のかからない状態)が基準の位置(RP)である。顎関節内障のある場合の(b)最後退位は、病的な基準位(DRP)であるから当然生理的な下顎位(治療顎位、TRP)を決定する必要がある。生理的(PRP)あるいは非生理的(DRP)かの判定は咬合器上ではできないので、コンディログラフなどの他の方法によって判定する。

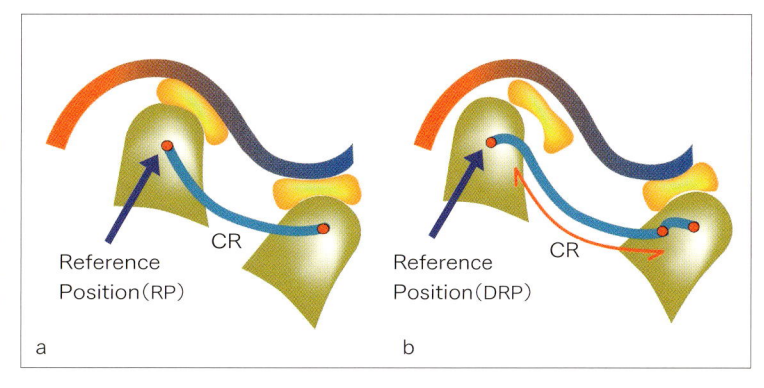

第4章 ブラキシズムの診断

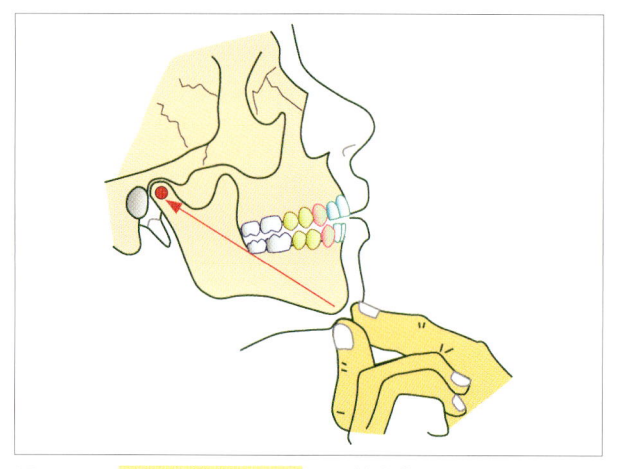

図4-3 **下顎基準位(RP)**。下顎基準位(RP)は、咬合診断や治療計画立案の原点である。下顎基準位への誘導は、術者の腕、指先、下顎頭が一直線で下顎をコントロールできるような位置で、術者は右手の親指と人差し指とでV字型を作り、オトガイの骨部を触知できるように軽く押し当て、下顎に無理な力を加えずに後退位に誘導する。

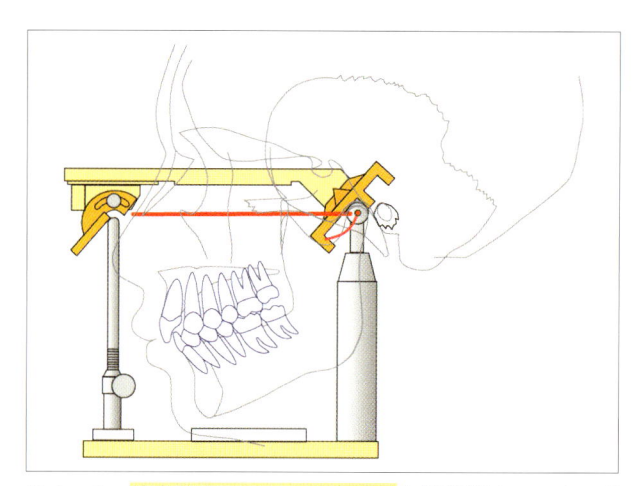

図4-4 **咬合診査に用いる咬合器**。上顎模型はフェイスボウ・トランスファーで頭蓋との関係が再現される。次いで下顎の基準位(RP)で採得したワックス・バイトで下顎模型を付着する。コンダイラー・ハウジング部は、顆路や顆頭位を調整することができる。咬合診査はつねに下顎基準位で行われる。

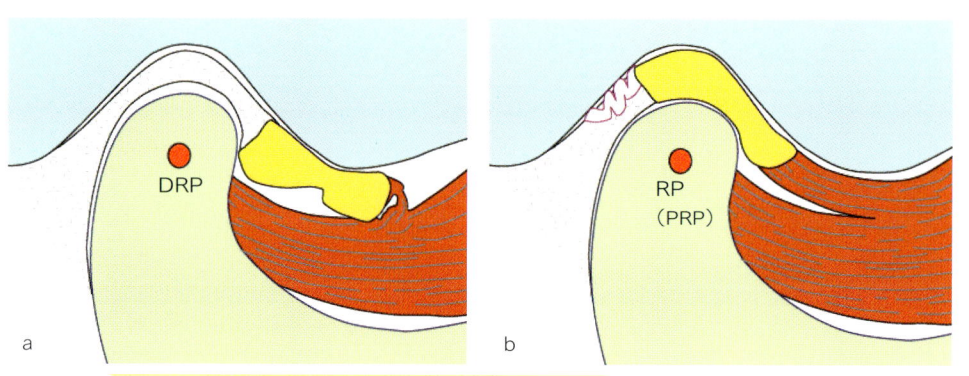

図4-5 **非生理的な基準位(DRP)と生理的な基準位(PRP)**。顎関節内障のある場合の(a)最後退位は、病的な基準位(DRP)であるから当然生理的な下顎位(治療顎位、TRP)を決定する必要がある。

はなく、中心位を求めるための基準位での咬合採得と考えるべきである。生理的下顎位を求めるための基準としての下顎位(RP)は再現性のある位置でなければならない。そのうえで生理的な下顎位は、この基準の位置からどのくらい離れているのかを定量的に求め、それを咬合器上で再現することになる。そのために、この方法では下顎位はつねに下顎基準位(RP)で採得する。また、この目的のためには、咬合器に付着した後に下顎位を診断的に変更できるSAM咬合器(図4-4)やGirrbach咬合器などが用いられる。

具体的なRPの咬合採得は、患者に対して無理に下顎を後退させない後退位(Unstrained Border Position)を再現し、顎間距離はできるだけ小さく、また咬合採得に際しては抵抗の少ない材料を用いて上下顎関係を記録する。このようにして採得した下顎位は図4-5のように2種類の下顎頭-関節円板-関節窩の関係が想定される。すなわち、生理的(PRP)あるいは非生理的(DRP)な下顎位である。PRPかDRPかの判定は咬合器上ではできないのでコンディログラフなどの他の方法によって判定する(図4-6)。下顎が偏位した病的な下顎位は、ブラキシズム機能という観点から重大な課題である。偏位した下顎位での下顎頭の圧迫は、脳の扁桃体や大脳辺縁系などを賦活して全身的な不快症状や不定愁訴発現の原因となるからである[8,9]。

図4-6 **典型的な顎関節内障の下顎頭運動経路と治療顎位。**レシプロカルクリックを示すような例における下顎基準位は病的(DRP)である。下顎頭と関節円板の中心関係(CR)は閉口時のクリックの直前領域と判断される。閉口時のクリックは開口時のそれより後方にあるので、治療顎位(TRP)は閉口時クリックの直前に設定する。

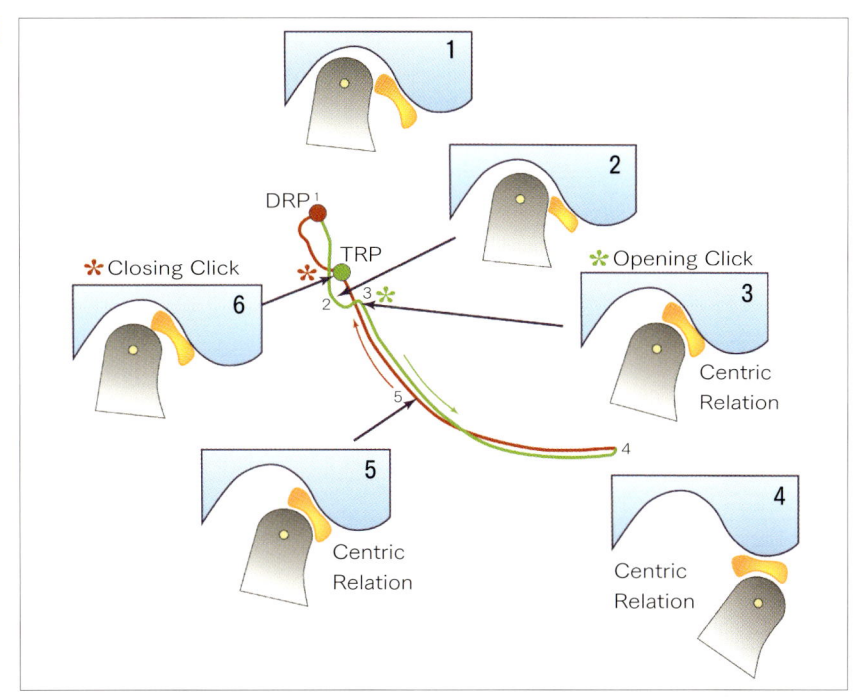

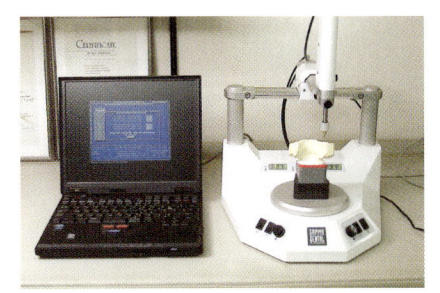

図4-7 **3次元デジタイザーによる咬合器付着模型の計測。**咬合器付着模型は3次元デジタイザーによってセントリック・ストップの位置、咬合平面、咬合誘導路などが計測され、コンディログラフやセファロ分析の結果と総合して咬合診断や治療計画が立案される。

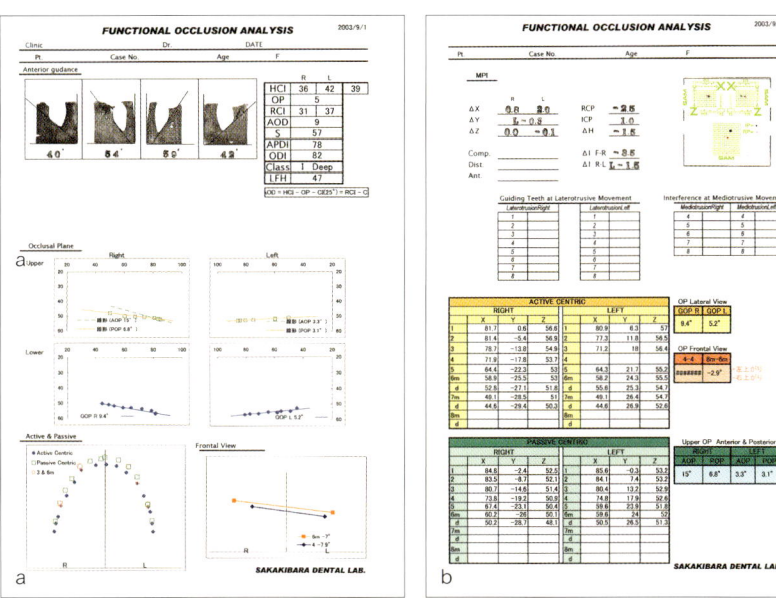

図4-8 **総合的咬合診査の結果をまとめた分析表。**セントリック・ストップの位置、咬合平面、咬合誘導路、下顎位診査などの結果がわかりやすくまとめられている。

4 咬合誘導路の診査

咬合誘導路はフェイスボウ・トランスファー(基準平面はアキシス・オルビタル平面)後、咬合器に装着した咬合模型上で測定する。図4-7に示した3次元デジタイザーによって模型上のセントリック・ストップ(F1)および誘導路の最終点(F2)をコンピュータに入力して、咬合誘導路の傾斜(F1-F2)や咬合平面の傾斜を割りだす。データは咬合診査表に整理し(図4-8)、これらのデータをもとに、症例ごとの治療方針や与えるべき咬合様式、さらに各歯の誘導路の傾斜を割りだして、プロビジョナル修復や最終補綴装置のデザインが決定される。

第4章 ブラキシズムの診断

5 ブラックスチェッカーによる睡眠ブラキシズム時の咬合接触診査

　無意識下で発現する睡眠ブラキシズム時の筋活動は、臼歯部に接触がある場合に最大となる。それゆえ、睡眠ブラキシズム時の筋活動を減少させるためには臼歯部の接触のない咬合を与える必要がある。しかし、これまで睡眠ブラキシズム時の臼歯部接触を的確に判定する方法がなく、口腔内の直接的観察や、咬合器上での接触状態の観察に限られていた。われわれの研究結果では、口腔内および咬合器上で観察した咬合接触状態は、実際の睡眠ブラキシズム時の咬合接触とは異なっているので、睡眠ブラキシズム時の咬合接触の診査には、ブラックスチェッカーという簡易ブラキシズム評価装置を開発し、応用している(図4-9)。

　本装置は石膏模型上に圧接した0.1mm厚のポリビニルシートに染色剤を塗布し睡眠中に装着するものである。装着後のブラックスチェッカーは、睡眠ブラキシズム時の咬合接触部の染料が剥がれるため模型上では白いスポットとして明確に判定することができる。ブラックスチェッカーによる咬合接触パターンの診査は咬合構築の基本設計に役立つばかりでなく、治療後の咬合評価にも利用される。図4-10に示した例は、咀嚼筋の過緊張と顎関節の機能障害を訴えて来院した23歳の症例である。ブラックスチェッカーによる咬合接触パターンの観察では、両側ともメディオトルージョンの咬頭接触(MG)をともなう典型的なグループ誘導型咬合である。ブラックスチェッカーによる咬合接触パターンは、犬歯誘導型(CG)、犬歯誘導＋MG(CG＋MG)、グループ誘導型(GG)、グループ誘導型＋MG(GG＋MG)などに分類することができる(図4-11)。

6 コンディログラフを用いた生理的下顎位診査

　臨床的に生理的な下顎を求める場合、患者の下顎位を正確に咬合器上に再現するという操作と、生理的下顎位を探すという作業は別々に行われる。このような考え方で咬合採得を行っていく場合、口腔内で採得した下顎位が、咬合再構成を行ううえで本当に問題がないかどうかを確認し、さらに生理的下顎位を求めるための手段をもたねばならない。

　下顎位に影響する種々の要因を考慮して治療目標の下顎位を求めるには、客観的な指標が必要となる。そのために使われるのがコンディログラフ(Condylograph, Cadiax)(図4-12)である。下顎の偏位は、関節窩内での下顎頭の位置や下顎頭と関節円板との相互関係、筋肉活動のバランスなどに影響し、これらは下顎の運動パターンを変化させるので、コンディログラフによる下顎頭の運動経路から治療下顎位(TRP)を定量的、3次元的に割りだし(図4-13)、その位置を咬合器上で再現する。咬合の診断、治療計画、スプリントの作製、プロビジョナル修復物の製作などは、すべてこの治療下顎位で行うことになる。さらに垂直的下顎位(咬合高径)の決定もコンディログラフの結果やセファログラムによる骨

図4-9　**睡眠ブラキシズム時の咬合接触解析のためのブラックスチェッカー。**本装置を夜間睡眠中に装着させることで強力なグラインディング時の接触パターンが明確となる。このような診査は術前ばかりでなく、術後の咬合診査にも用いられる。

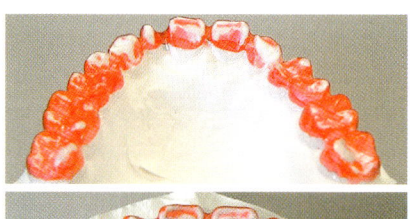

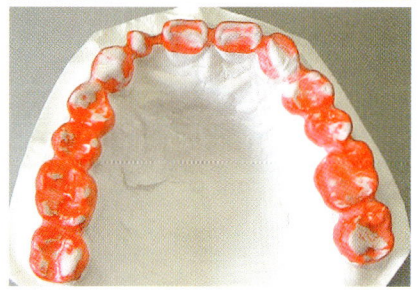

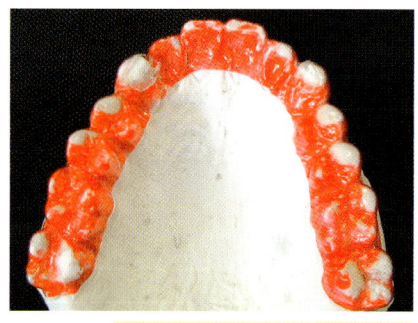

図4-10　**ブラックスチェッカーによる睡眠ブラキシズム時のグラインディングの実例。**本症例では、左右側ともにグループ誘導型の接触を示している。また左右の第二大臼歯舌側咬頭が強く接触している。

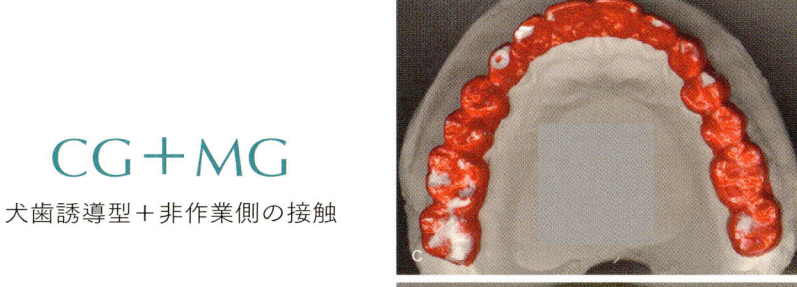

6 コンディログラフを用いた生理的下顎位診査

図4-11 **睡眠ブラキシズム時のグラインディング・パターン。**ブラキシズム時のグラインディングの種々の例を示す。

CG
犬歯誘導型

CG＋MG
犬歯誘導型＋非作業側の接触

GG
グループ誘導型

GG＋MG
グループ誘導型＋非作業側の接触

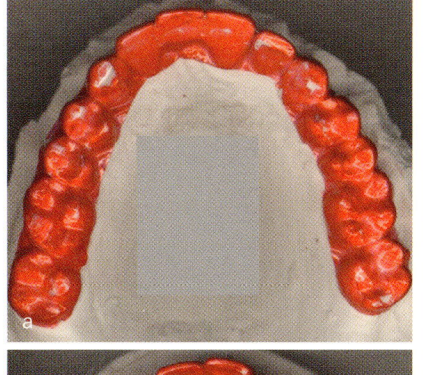

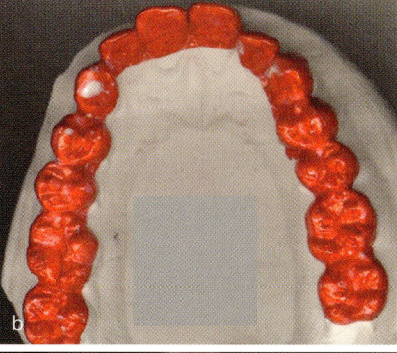

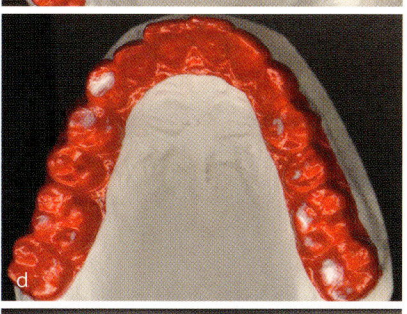

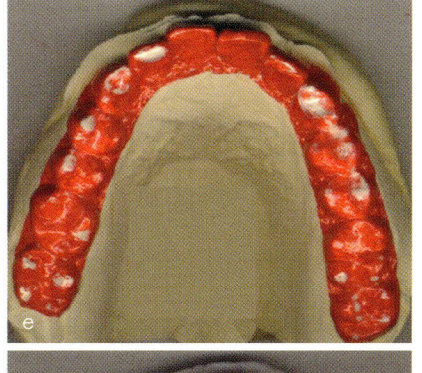

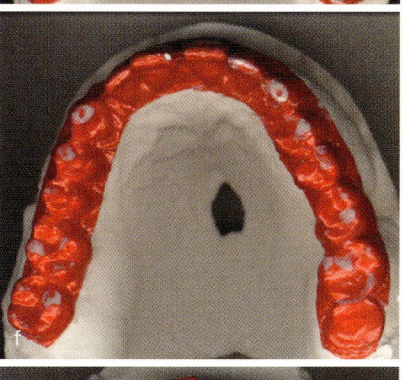

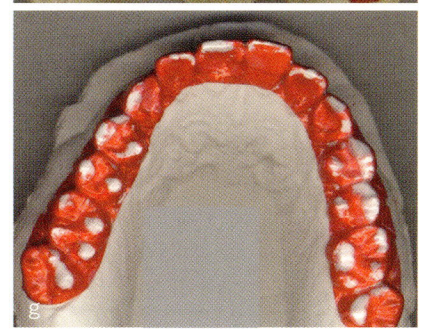

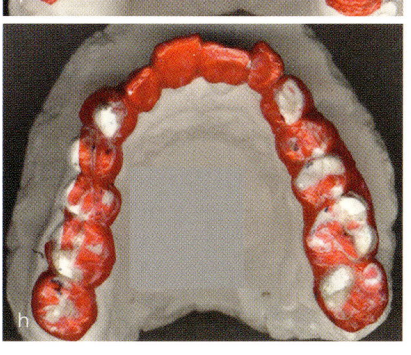

図4-12 **下顎位の診査、顎関節の診査に用いられるコンディログラフと下顎頭運動の記録パターン。**頭部に固定したフェイスボウにデジタイザーを装着し、下顎歯列の接着した機能的クラッチとスタイラスによって下顎頭運動パターンがコンピュータに記録され、解析される。bは下顎頭の前進後退運動および左右の側方運動の重ね合わせを示す。

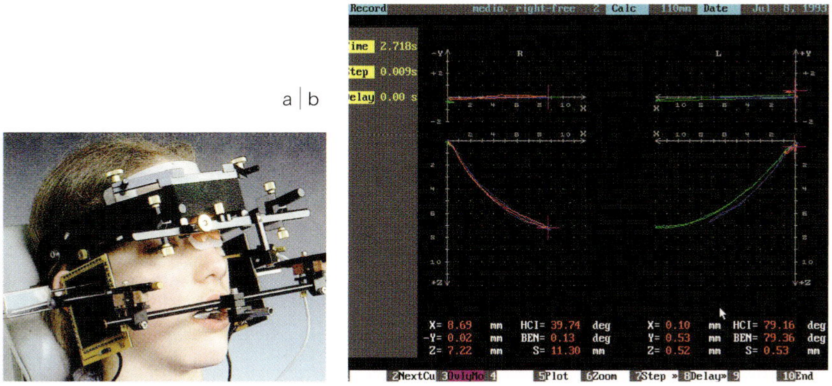

第4章 ブラキシズムの診断

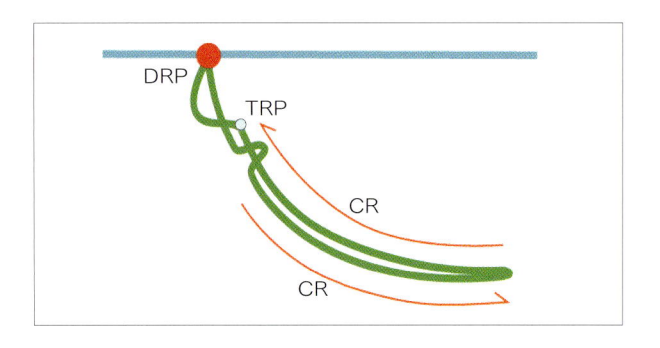

図4-13 **典型的な顎関節内障（レシプロカル・クリック）の下顎頭運動経路。**このような例における下顎基準位は病的（DRP）である。下顎頭と関節円板の中心関係（CR）は閉口時のクリックの直前領域と判断される。閉口時のクリックは開口時のそれより後方にあるので、治療顎位（TRP）は閉口時クリックの直前に設定する。

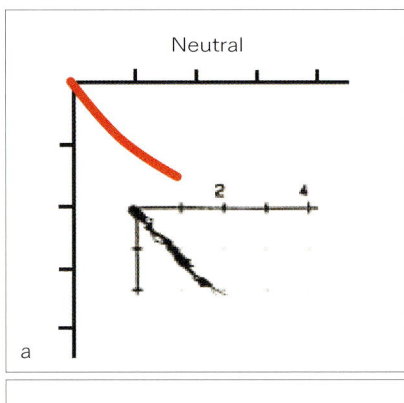

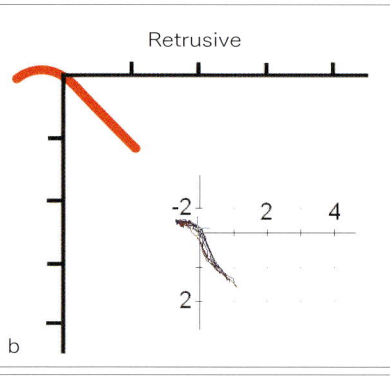

図4-14 **矢状面におけるブラキシズム時の下顎頭運動パターン。**ブラキシズム時の下顎頭運動パターンは4つのタイプに分類される。

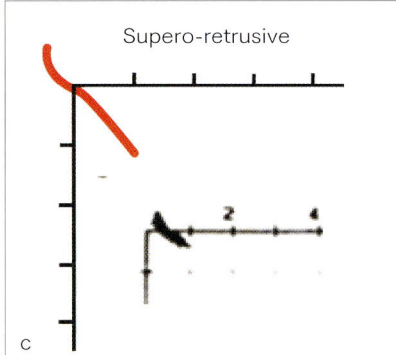

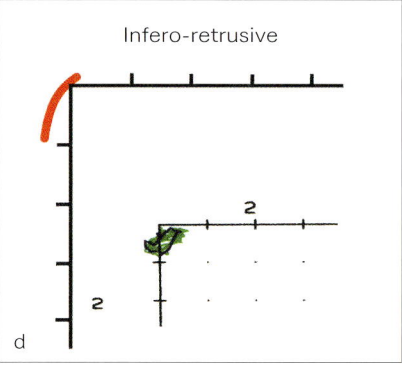

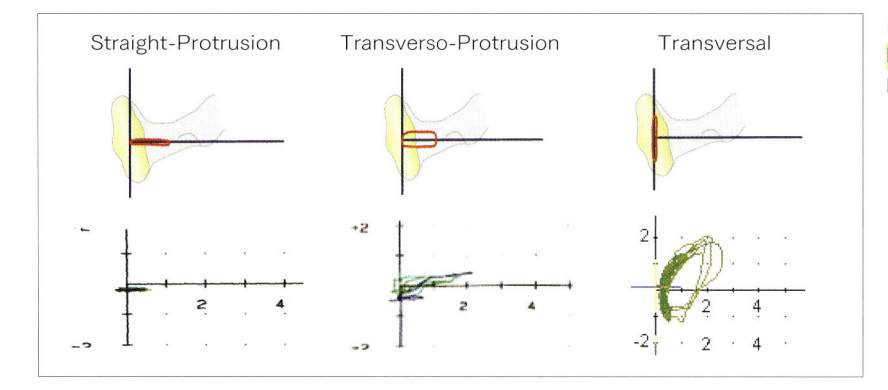

図4-15 **側方面におけるブラキシズム時の下顎頭運動パターン。**ブラキシズム時の下顎頭運動パターンは3つのタイプに分類される。

格の分析から定量的に割りだし、これを咬合器上に再現するという方法で行われる。

とくにブラキシズム機能を咬合治療に適用することを考慮すると、強い噛みしめやグラインディング時の下顎頭の圧迫や引っ張りだしなどの有無、さらにブラキシズム時の下顎の運動パターン（図4-14、15）のコンディログラフ解析は、咬合構築に大きな示唆を与えてくれる[13]。

7 コンディログラフによるブラキシズム運動の診査

ブラキシズム時の下顎の運動は、咬合構築において重要な意味をもっている。図4-16に示す症例は、典型的なブラキシズム運動を示している。矢状面(Sagittal)ではRPから前下方に、上面観(Superior)では前方へ、そして正面観(Frontal)では下方に直線的に運動している。この運動を下顎前歯、下顎犬歯および下顎第一大臼歯のアクティブ・セントリックの運動として観察したものが図4-17である。それぞれの歯のグラインディング運動は、垂直的で大臼歯部の咬合干渉は起こりにくいパターンとなっている。これを下顎骨体の運動として表したのが図4-18である。基本的にブラキシズム時のグラインディングは、一方の下顎頭(作業側)が強力な閉口筋の活動によって支持され、反対側(非作業側)の下顎頭が滑走する運動である(図4-19)。それゆえ、たとえ

図4-16 **コンディログラフによるブラキシズム運動の解析(第1症例)。**コンディログラフによる下顎頭の運動パターンの実例。ブラキシズム時には、下顎頭は前下方に直線的に運動している。

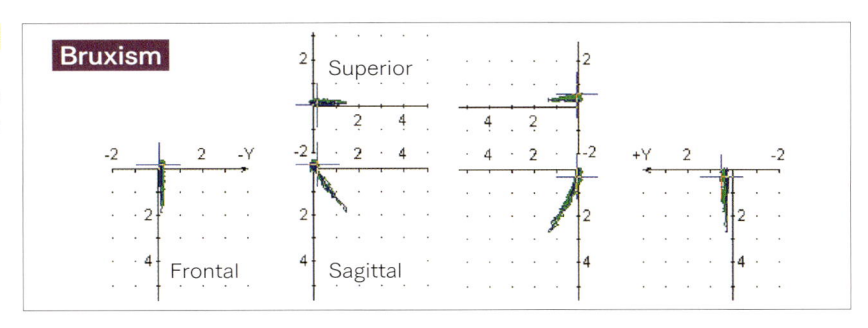

図4-17 **コンディログラフによるブラキシズム運動の解析(第1症例続き)。**ブラキシズム時の下顎頭運動パターンから、下顎前歯の切歯点、下顎左右側犬歯尖頭、および下顎第一大臼歯の頬側咬頭のそれぞれの運動を解析すると、誘導路は右が急峻であること、比較的垂直的に誘導されていること、右側のグラインディングが優位であることなどがわかる。

図4-18 **コンディログラフによるブラキシズム運動の解析(第1症例続き)。**図4-16、17のブラキシズム時の下顎頭運動パターンから、下顎全体としての運動がどのようなものかが動的に判定される。

図4-19 **ブラキシズム運動の基本形。**ブラキシズムは、強力な閉口筋活動による上下顎歯のグラインディング運動である。このような下顎運動は、また、ブラキシズムは顎関節機能障害の原因の1つとして重要視されている。歯科臨床において、その診査、診断が重要であるが、これまでブラキシズム・グラインディング運動にともなう下顎運動の詳細については、ほとんど研究されていない。臨床的に応用できるブラキシズム時の下顎頭運動の診査を行ううえで、コンディログラフによるブラキシズム様運動時の解析は重要である。

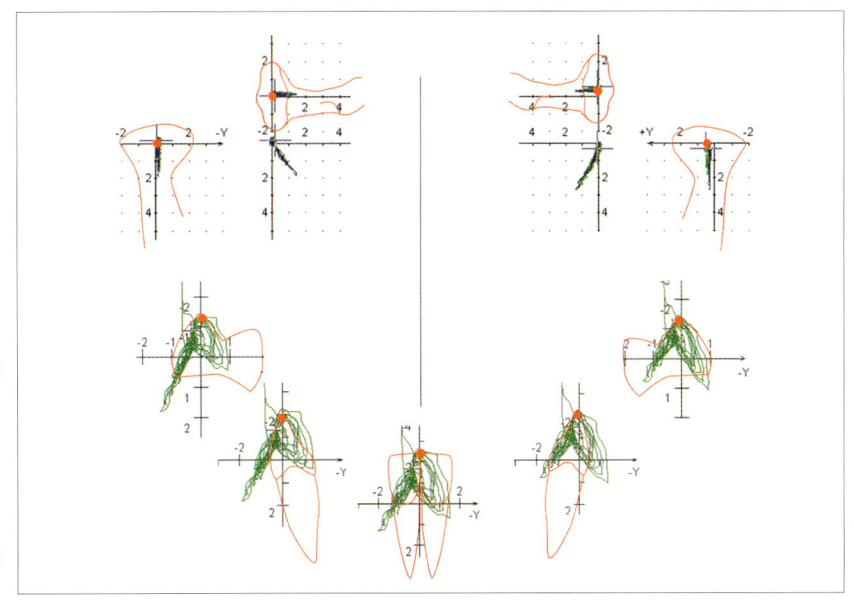

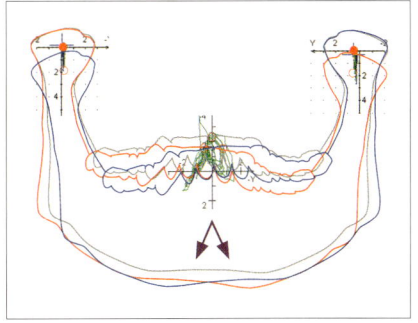

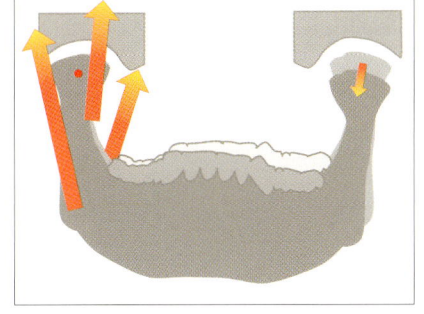

第4章　ブラキシズムの診断

多少の関節の弛緩があっても、下顎頭の運動が側方的なシフトを示すことは多くない。

　しかし、図4-20に示す症例は、典型的なグラインディング運動時の側方的なシフトを示している。これは、グラインディング運動にともなって下関節腔で強く滑走が起こっていることを示している。下顎前歯、下顎犬歯、および下顎第一大臼歯のアクティブ・セントリックの運動として観察すると(図4-21)、それぞれの歯のグラインディング運動は、フラットで咬合干渉が起こりやすいパターンとなっている。これを下顎骨体の運動として表したのが図4-22である。これらの例が示すように、ブラキシズム・グラインディング運動のパターンを知ることは、ブラキシズム時に咬合干渉のない咬合構築を目指す治療計画において重要である。

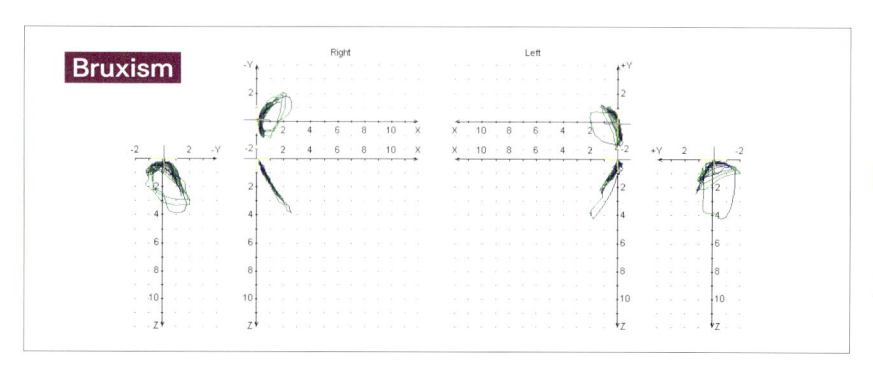

図4-20　コンディログラフによるブラキシズム運動の解析(第2症例)。コンディログラフによる下顎頭の運動パターンの実例。ブラキシズム時には、下顎頭は側方的にシフトしている(図4-15のTransversal)。

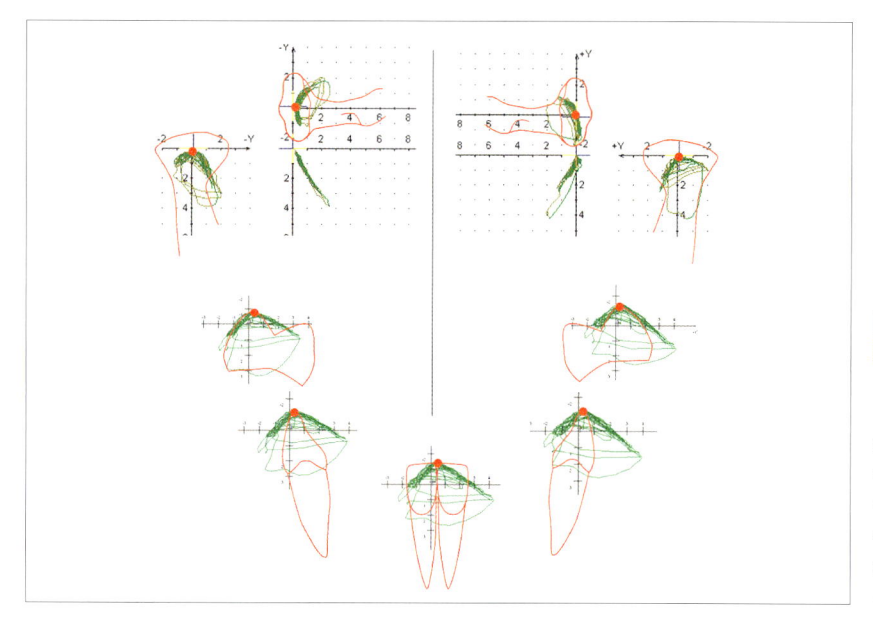

図4-21　コンディログラフによるブラキシズム運動の解析(第2症例続き)。ブラキシズム時の下顎頭運動パターンから、下顎前歯の切歯点、下顎左右側犬歯尖頭、および下顎第一大臼歯の頬側咬頭のそれぞれの運動を解析すると、誘導路は左右ともフラットで、水平的に誘導されていること、右側のグラインディングが左よりも急峻であることなどがわかる。

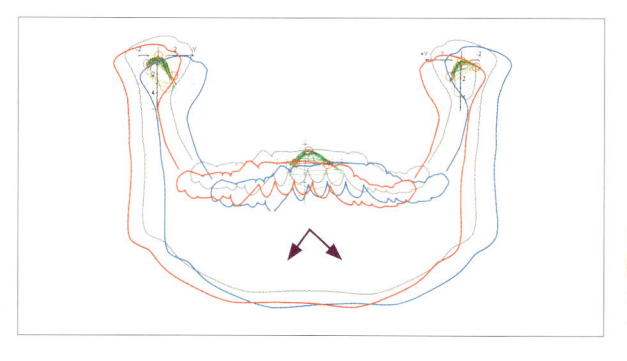

図4-22　コンディログラフによるブラキシズム運動の解析(第2症例続き)。図4-20、21のブラキシズム時の下顎頭運動パターンから、下顎全体として極端に側方へシフトするグラインディングであり、臼歯部の咬合干渉が起こりやすいことがわかる。

8 セファログラムを用いた顎顔面骨格の形態分析と総合診断

それぞれの患者ごとの機能的な咬合を構築するうえで、咬合の決定要素である顎顔面の骨格形態や顆路角、咬合平面の傾斜、咬合高径、歯列の形態などを把握することがきわめて重要である。これらを把握して、総合的な診断を下し、具体的な治療計画を立案するうえでセファログラムの分析は欠かせないツールである（図4-23～25）。とくに、ブラキシズム機能を考慮すると顆路角（SCI）と咬合平面の傾斜（OP）との調和はもっとも重要である。その判断指標の1つとして離開角（AOD）がある（図4-24）。離開角は、顆路傾斜角から咬合平面を引いた角度（相対顆路角、RCI）を求め、さらにこの角度から咬頭傾斜角（CI）を引いて求められる。離開角は、8～13°程度で適切な臼歯の離開が与えられる。症例ごとの咬合高径の設定もまた咬合構築において重要である。

図4-23 **頭部エックス線規格写真による顎顔面骨格の分析。** 咬合治療計画において、頭部エックス線規格写真（セファログラム）を用いた患者ごとの顎顔面骨格形態、咬合高径、咬合平面、咬合様式、臼歯離開などの分析はきわめて重要である。咀嚼器官の機能的役割を考慮すると咀嚼、嚥下、発音、ブラキシズムなどの動的機能において、臼歯部の干渉は歯や歯周組織、顎関節、咀嚼筋などに問題を発現する主要な原因と考えられる。それゆえ、咬合構築において、臼歯部の干渉を除去することはきわめて重要である。臼歯部の干渉を回避する咬合構築においてもっとも重要な事項は、咬合平面とWilson湾曲である。咬合平面は急峻になればなるほど臼歯は離開しにくくなり、咬合様式はグループ・ファンクションに近づく。逆に、咬合平面がフラットになればなるほど臼歯は離開しやすく、咬合様式は犬歯誘導となる。

Angle of Disocclusion (AOD)
AOD = SCI − OP − CI
AOD → 8～13°

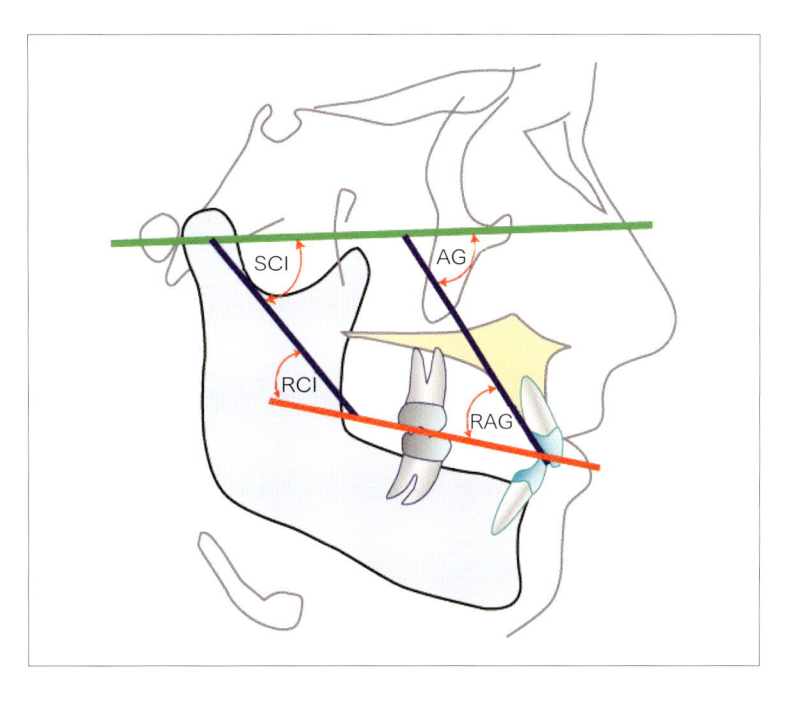

図4-24 **頭部エックス線規格写真による咬合機能分析。** ブラキシズム機能において、臼歯部の干渉は歯科的な問題を発現する主要な原因と考えられる。臼歯部の干渉を回避する咬合構築においてもっとも重要な事項の1つとして咬合平面が挙げられるが、とくに顆路と咬合平面の関係は、臼歯離開を左右する重要な要因である。診断的には、離開角（Angle of Disocclusion, AOD）を指標とする。すなわち、離開角は、顆路角（SCI）から咬合平面角（OP）を引いた値（相対顆路角、Relative Condylar Inclination, RCI）を算出し、この値からさらに咬頭傾斜角（CI）を引いた値で表現される。臼歯部の干渉を回避するためには、AODは8～13°程度の値が必要である。

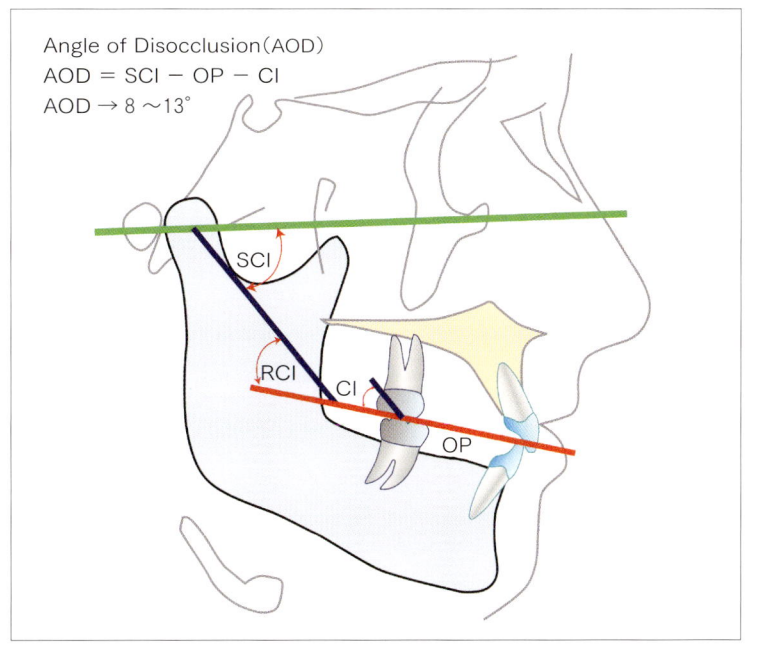

第4章 ブラキシズムの診断

咬合高径については、下顔面高(LFH)(図4-25)を指標に骨格、歯と歯槽部、顎関節における代償反応との関係を考慮して治療計画を立案する(図4-26〜28)。すなわち、Ⅲ級骨格では咬合高径の増加や上下顎の歯軸傾斜によって骨格の偏位を代償すること、Ⅱ級骨格では咬合高径の減少や下顎の前方位、さらに歯と歯槽部の傾斜によって骨格の偏位を代償することで機能回復を達成するという治療の可能性を検討する。これらを総合して、セファログラムのトレース上に咬合高径と骨格形態の関係、咬合平面と顆路との関係、前歯誘導路の傾斜と顆路との関係、さらに下顎位の修正などの治療計画を視覚的に表現することができる。

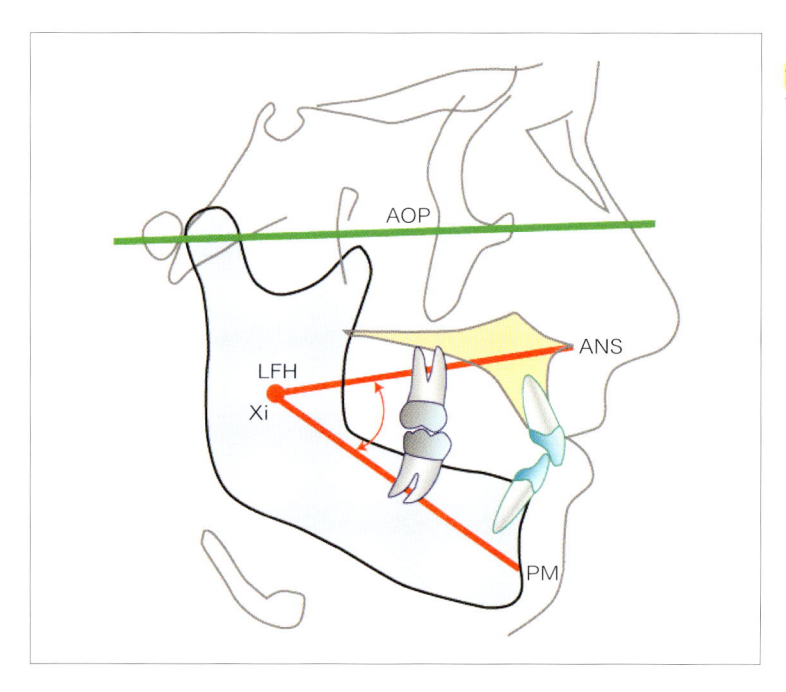

図4-25 **頭部エックス線規格写真を用いた治療計画。**咬合高径はLFH(Lower Facial Height)と下顔面の前後的関係を指標として検討する。

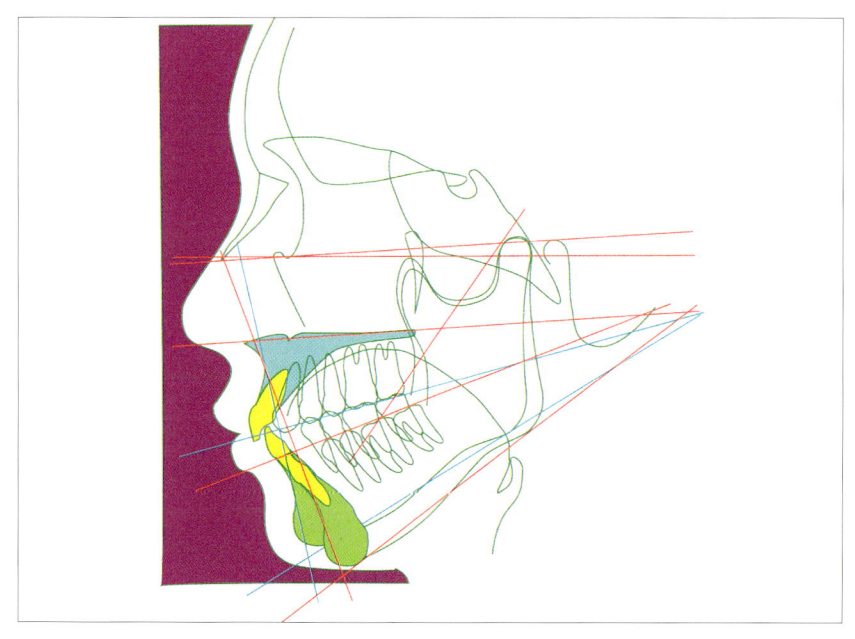

図4-26 **顎顔面部における代償反応(垂直的高径による代償)。**骨格パターンがⅡ級の場合は、咬合高径を低下させ下顎の回転によって骨格の差を代償する。骨格パターンがⅢ級の場合は、咬合高径を増加させることで代償する。

9 まとめ

　歯科的咬合治療において下顎位は、治療の出発点となるもっとも重要な考慮点である。現在ではかつての機械論的咬合の概念から、より生理的な概念へと変化してきた。また、咬合治療の目標も単に咀嚼機能の回復からブラキシズムに対応する咬合構築へと変化してきている。このような咬合治療の実践に当たって、ここで説明した咬合診査はもっとも基本的で重要なステップである。

　機能的な咬合を完成するためにはそれぞれの患者のもっている条件、すなわち骨格形態や顎関節の機能をはじめとして顆路角、咬合平面、歯列および歯の形態などを個別化して把握する必要がある。そのうえで咬合治療の計画を立案することになる。その際に必要となるのが咬合の機能的な原理である。歯軸の傾斜や歯列の形態、咬合平面の湾曲など、知識としては知っていても、その機能的な意味を知らなければ実際には役に立たない。臨床に応用するのは原理であって平均的な値ではない。一人ひとりの患者について、これらの原理をいかに適用するかを考えることが咬合の治療計画である。

図 4‒27　**顎顔面部における代償反応（顎関節部による代償）**。Ⅱ級骨格においては、顎関節部の代償として最大 2mm の範囲で下顎の前方位をとらせることによって、骨格の差を代償することができる。

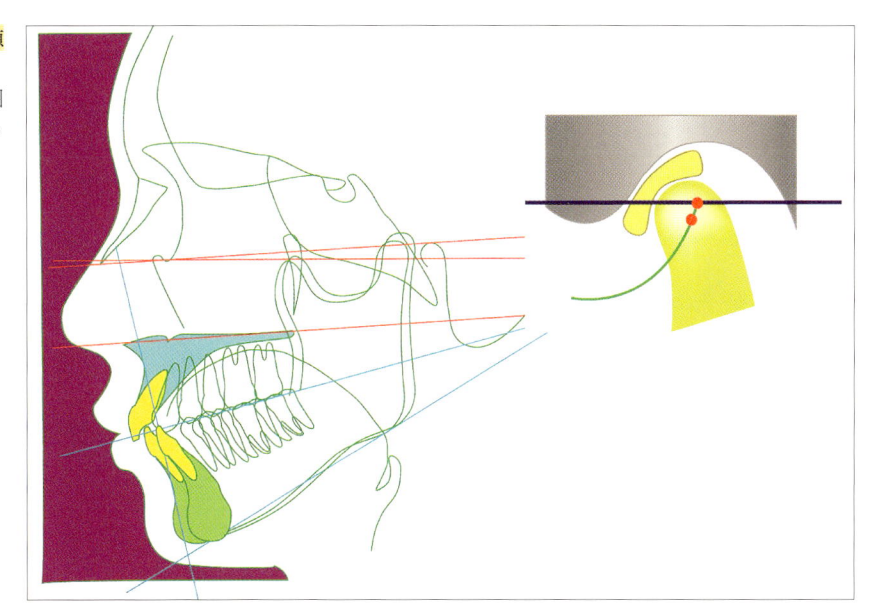

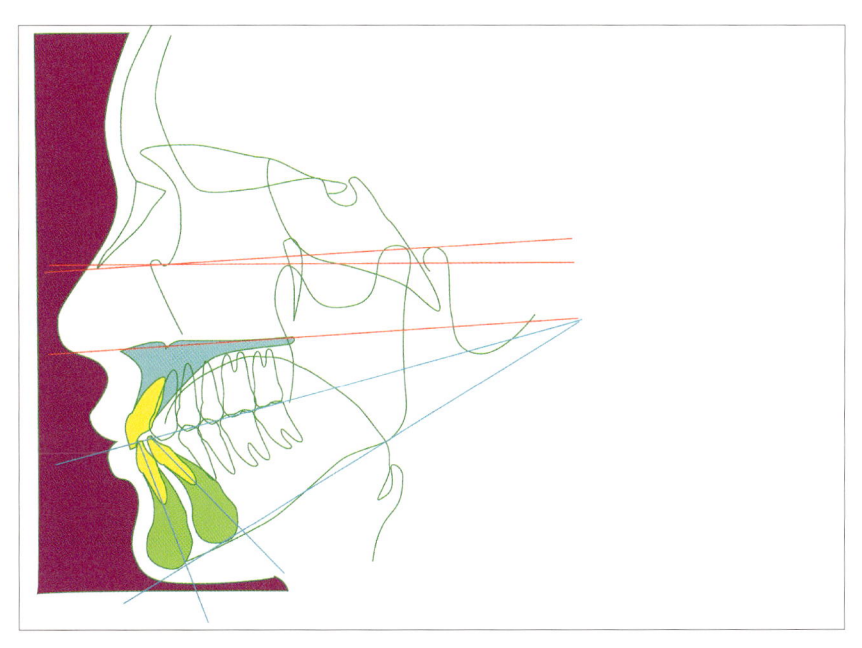

図 4‒28　**顎顔面部における代償反応（歯と歯槽部による代償）**。骨格パターンがⅡ級の場合は、上顎の歯と歯槽部が舌側に、また下顎の歯と歯槽部が唇側に傾斜することで骨格の差を代償する。骨格パターンがⅢ級の場合は、Ⅱ級とは逆の歯と歯槽による代償が可能である。

第4章 ブラキシズムの診断

参考文献

1. Shupe RJ, Mohamed SE, Christensen LV, Finger IM, Weinberg R. Effects of occlusal guidance on jaw muscle activity. J Prosthet Dent, 1984 ; 51 : 811-818.
2. Williamson EH, Lundquist DO. Anterior guidance : its effect of electromyographic activity of the temporal and masseter muscles. J Prosthet Dent 1983 ; 49 ; 816-823.
3. Grubwieser G, Flatz A, Grunert I, Kofler M, Ulmer H, Gausch K, Kulmer S. Quantitative analysis of masseter and temporalis EMGs : a comparison of anterior guided versus balanced occlusal concepts in patients wearing complete dentures. J Oral Rehabil 1999 ; 26 ; 731-736.
4. Tamaki K, Hori N, Fujiwara M, Yoshino T, Toyoda M, Sato S. A pilot study on masticatory muscles activities during grinding movements in occlusion with different guiding areas on working side. Bull Kanagawa Dent Coll 2001 ; 29 : 26-27.
5. Hanau RH. Occlusal changes in centric relation. J Am Dent Assoc 1929 ; 16 : 1903-1915.
6. Avril CM. Centric relation : A philosophy. J Gnathology 1996 ; 15 : 7-13.
7. Slavicek R. The dynamic functional anatomy of craniofacial complex and its relation to the articulation of the dentitions. Austria:Das Kauorgan Funktione und Dysfunktionen. Gamma Dental Edition. 2001, 482-514.
8. Ootsuka T, Fujita M, Watanabe K, Hirano Y, Niwa M, Miyake S, Sasaguri K, Onozuka MS. Sato S. Effects of Mandibular Deviation on Brain Activation During Clenching : An fMRI study. Cranio 2008 (Submitted).
9. 佐藤貞雄ら．Computerized Axiographic System を利用した顎関節機能不全を伴う症例の下顎位の診断とその治療．顎咬合誌 1994 ; 15 : 205-215.
10. Onodera K, Kawagoe T, Protacio-Quismundo C, Sasaguri K, Sato S. The use of a BruxChecker in theEvaluation of Different Occlusal Schemes Based on Individual Grinding Patterns. Cranio 2006 ; 24 : 292-299.
11. Park BK, Tokiwa O, Takezawa Y, Takahashi Y, Sasaguri K, Sato S. Relationship of Tooth Grinding Pattern during Sleep Bruxism and Temporomandibular Joint Status. Cranio 2008 ; 26 : 8-15.
12. Tokiwa O, Park BK, Takezawa Y, Takahashi Y, Sasaguri K, Sato S. Relationship of Tooth Grinding Pattern during Sleep Bruxism and Dental Status. Cranio 2008 ; 26 : 1-7．
13. Onodera K, Kawagoe T, Sasaguri K, Quismundo CP, Sato S. Evaluation of the condylar movement in healthy and symptomatic temporomandibular joint patients during mastication and simulated bruxism utilizing condylograph. Syomatologie 2004 ; 101 : 187-190.

第5章

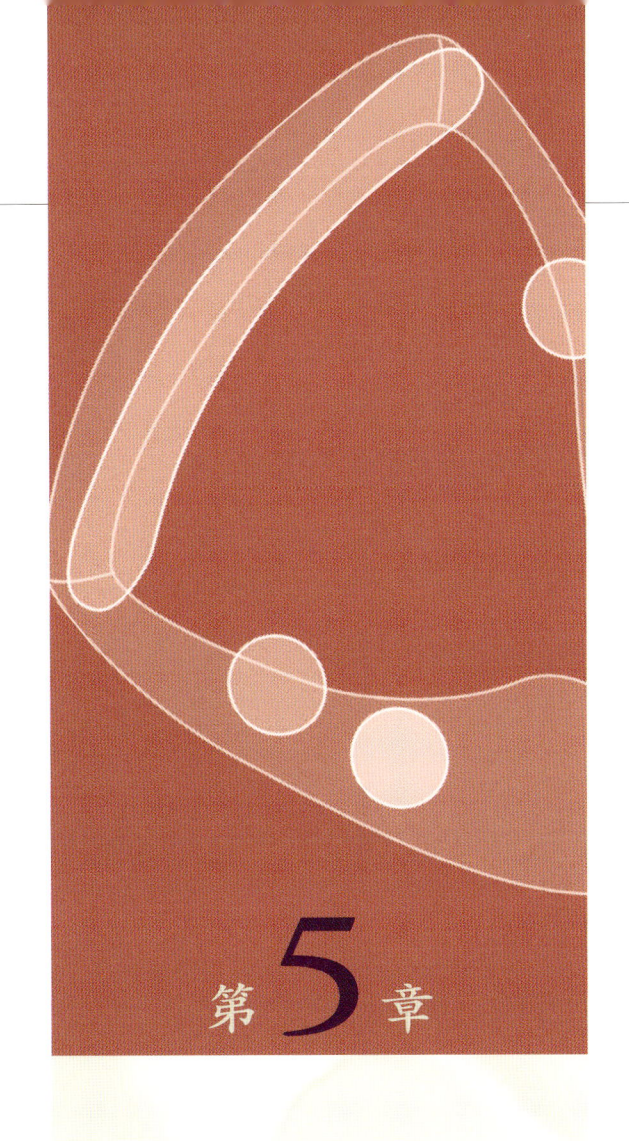

ブラキシズムを考慮した咬合構築（ワックスアップ）

第5章　ブラキシズムを考慮した咬合構築（ワックスアップ）

1　順次誘導咬合

　われわれの目標とする機能咬合は、単に咀嚼回復を目指すものではなく咀嚼器官としてのすべての機能を網羅したものでなければならない。とくに歯、歯周組織、顎関節、咀嚼筋に負荷を与えないようにするためには、咀嚼器官のストレス発散機能であるブラキシズム機能に対応する咬合構築がもっとも重要である[1,2]。咬合の原理は、咬合治療のための原理であり、実際の治療に応用できるものでなくてはならない。そのため、ワックスアップは、自然の原理を具体的に表現するという技術でなければならない[3]。

　順次誘導咬合は、歯および歯列による下顎の機能的な誘導が順次的に行われる咬合である。順次誘導の概念では下顎の機能運動の誘導にほとんどの歯が参加し、後方から順次離開していくので必要最小限の離開量となる。下顎の機能的な運動におけるこのような咬合様式は、後方歯部の咬合干渉による歯周組織の破壊や顎関節の機能不全を防止し、最大の咀嚼効率を可能にすると考えられる。さらに、これまで発展してきたグループ・ファンクションあるいは犬歯誘導の概念と意を異にするものではなく、むしろこれらを包括するものである。

2　生理的な下顎位

　咬合再構築に先立ち、患者の生理的な下顎位（PRP）を求めることが基本となる。下顎位が明らかに非生理的（DRP）である場合、生理的な下顎位を獲得するためにはスプリント、プロビジョナル、矯正治療などが必要とされることが多い[4,5]。生理的な下顎位かどうかの判断は、通常コンディログラフなどによる運動経路の観察および分析によって行われる。コンディログラフは基本的に RP を基準位として採得される（図 5-1）。

　また、このコンディログラフの運動パターンは、ワックスアップのためのもっとも基本的な情報を提供するとともに、咬合器の顆路角調整にも用いられる。顆路の形態は歯の咬頭や隆線の位置、方向、咬頭傾斜の影響のもとに形成されたものである。そのために咬合再構築にあたっては、顆路の形態を無視するわけにはいかないのである。言い換えると、ワックスアップは顆路の形態を利用した歯の形態の再現である[6-8]。

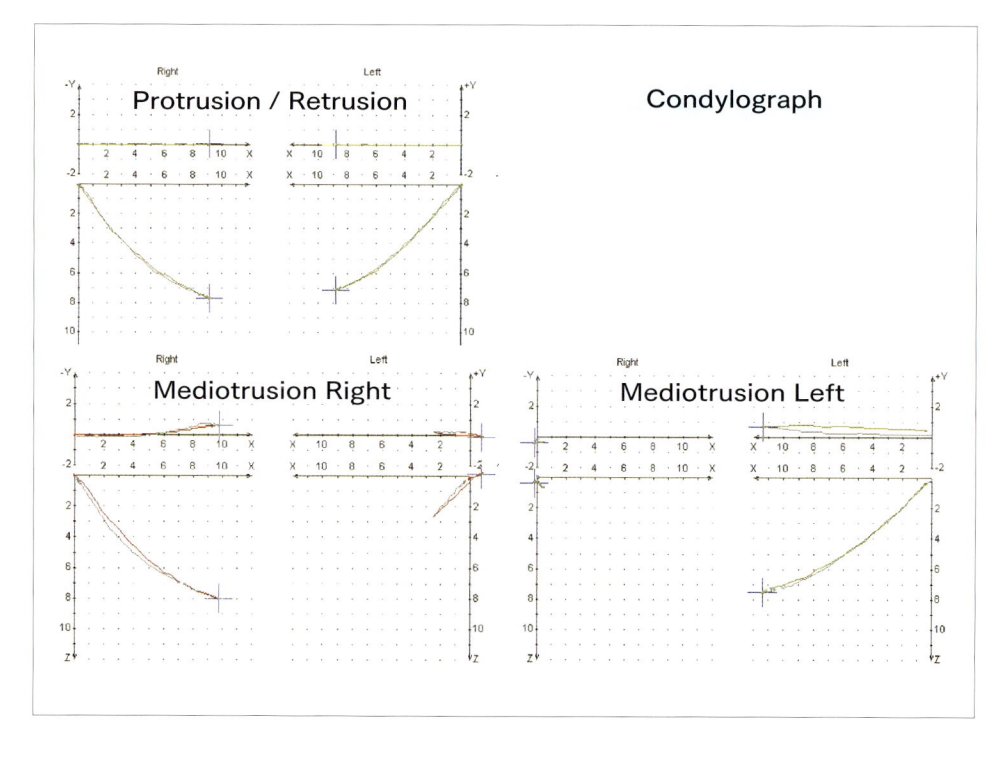

図5-1　**コンディログラフによる顆路の記録および顆路角の測定。**患者の下顎頭の運動経路は、コンディログラフを用いて記録する。この運動パターンがこれから行う咬合再構築の基本となる。まず、下顎頭の運動距離と顆路角（1mm ごと）を測定し記録する。運動パターンおよび下顎頭の運動距離（S）10mm における顆路角（SC1）は、咬合器のコンダイラー・ハウジングの選択および咬合器の調整に利用する。

3 咬合平面とアクティブ・セントリックの構築

上顎歯列弓の辺縁隆線のセントリック・ストップをパッシブ・セントリック（Passive Centric）と下顎歯列弓の機能咬頭をアクティブ・セントリック（Active Centric）と呼ぶ。それぞれのセントリックを結んだ曲線をパッシブ・セントリック・ラインおよびアクティブ・セントリック・ラインと呼ぶ。下顎位の安定化には咬頭嵌合位でこれらのセントリック・ストップを完全に一致させることが重要である（図5-2）。

上顎には、上顎の切端および頬側咬頭を結んだファンクショナル・エステティック・ライン（Functional Esthetic Line）というもう1つ重要な機能曲線がある。下顎が前方あるいは側方に運動した場合、オクルーザル・ガイダンスはパッシブ・セントリックとファンクショナル・エステティック・ラインの間に存在し、またオクルーザル・ガイダンスは第一大臼歯の近心辺縁隆線までで、第二大臼歯は咬合支

図5-2 セントリック・コーンの植立。生理的な下顎位が確立された後、下顎位を安定させるためのセントリックの位置を決定する。次いでアクティブ・セントリックと一致するように上顎のパッシブ・セントリックを植立する。

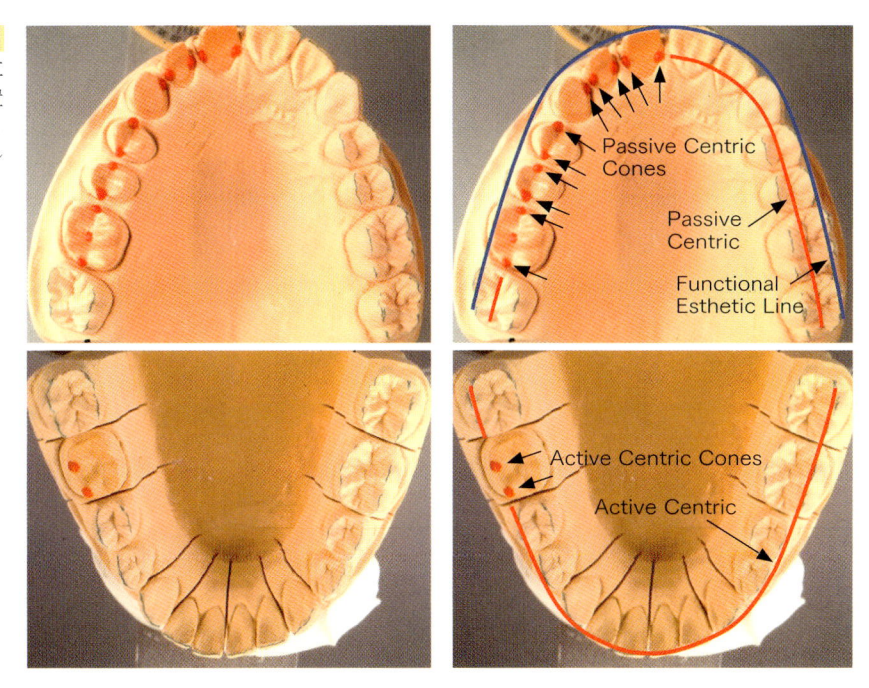

図5-3 下顎のアクティブ・セントリック。下顎のアクティブ・セントリックは、上顎歯列の形態や歯の植立位置あるいは咬合平面の傾斜、Spee 湾曲の強さを考慮して植立する。

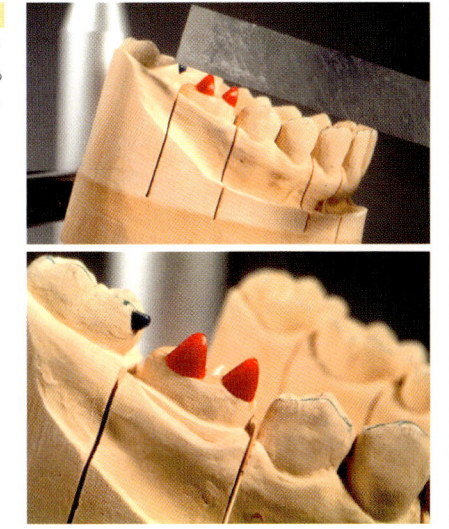

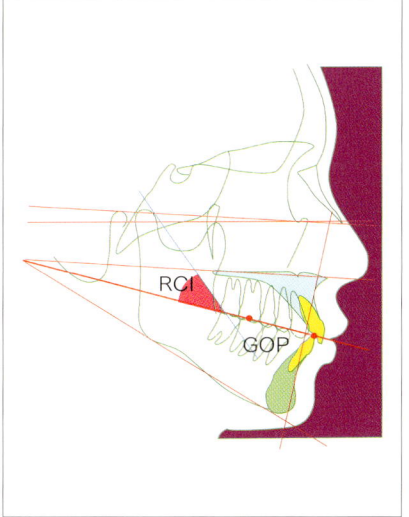

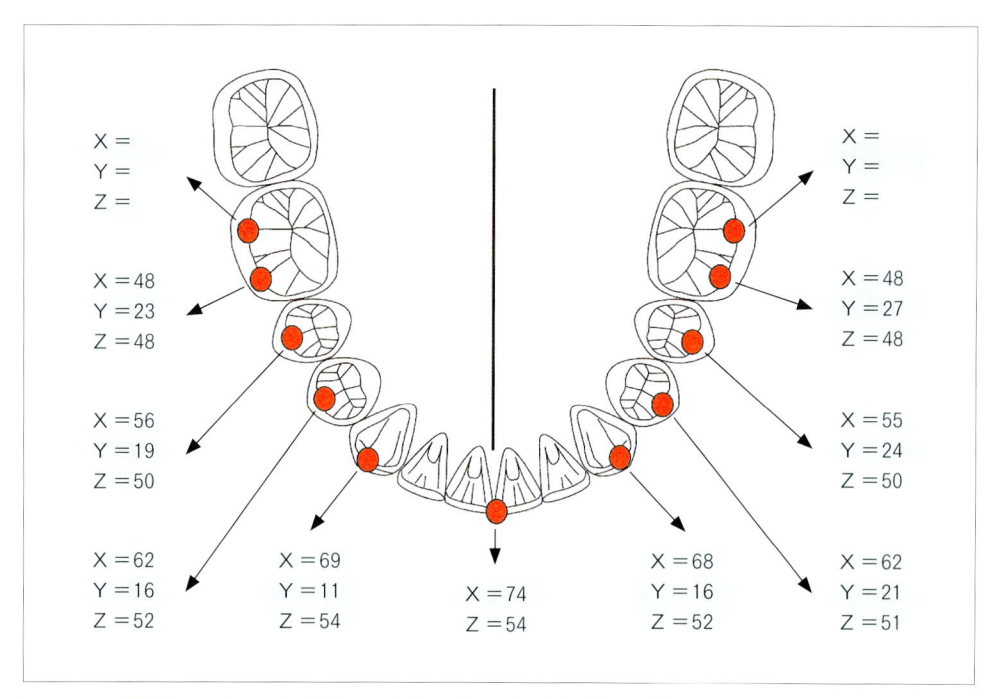

第5章　ブラキシズムを考慮した咬合構築（ワックスアップ）

図5-4　**アクティブ・セントリックの3次元的な位置の測定。** 3Dデジタイザーあるいは専用のテンプレートを用いて下顎歯列のセントリックの位置をX軸、Y軸、Z軸それぞれについて記録する。下顎の機能的運動においては、これらのセントリックが運動することになるので、これらに対する的確な誘導路を与えなければならない。

持だけの役割を果たす。咬合平面は咬合機能を左右する重要な面である。

咬合平面を決定する位置は、下顎前歯切端と第一大臼歯遠心頬側咬頭を結ぶ平面とし、ナソロジカル咬合平面（GOP）と呼ぶ。咬合平面の傾斜は顎顔面骨格の形態によって異なっている。咬合平面の傾斜は、臼歯部の離開量を左右するので、顆路と咬合平面とで形成する相対顆路角（RCI）によって、咬合平面の傾斜角が決まってくる（図5-3）。

さて、これらの情報をもとに、まず下顎のアクティブ・セントリック・コーンを咬合平面の傾斜、Spee湾曲など考慮して植立する。次いで下顎のアクティブ・セントリックと一致するように上顎のパッシブ・セントリック・コーンも植立する（ここではⅠ級の症例とし、上下顎は1歯対2歯の関係とする。図5-2）。セントリック・コーンを植立し終わったら、アクティブ・セントリックの咬合器における空間的位置を、3Dデジタイザーを用いてX軸、Y軸、Z軸それぞれについて記録する（図5-4）。下顎の機能的運動においてはこれらのセントリックが運動することになるので、これらに対する的確な誘導路を与えなければならない。

4　咬合構築の青写真

4-1　顆路角と前歯部ガイダンス

患者の咬合面の形態を左右する要因としては、顆路角、歯列幅、ベネット運動などが挙げられるので、これらの事項を考慮して設計しなければならない。

元来、顆路は歯の形態による下顎の運動機能に適応して発達したものであるから、歯の再構築にあたっては顆路角から逆算し歯の誘導路の傾斜を算出する。図5-5の例では前歯部のガイドの距離を5mmとした場合、コンディログラフの示す顆路は左右の平均で49°となる。この顆路角に調和する前歯部のガイダンスは56°となる。しかし前歯に56°のガイダンスをあたえるためにはインサイザル・テーブルの角度は54°に設定しなければならない（図5-6）。

また、下顎の前方運動は、上顎前歯の舌側面が誘導路となっている。この舌側面は3つの変曲点ファンクショナル・ポイント1（F1）、ファンクショナル・ポイント2（F2）、ファンクショナル・ポイント3（F3）によって構成され、F1、F3を結ぶ比較的緩斜面なS1とF3、F2を結ぶ急斜面なS2が

4 咬合構築の青写真

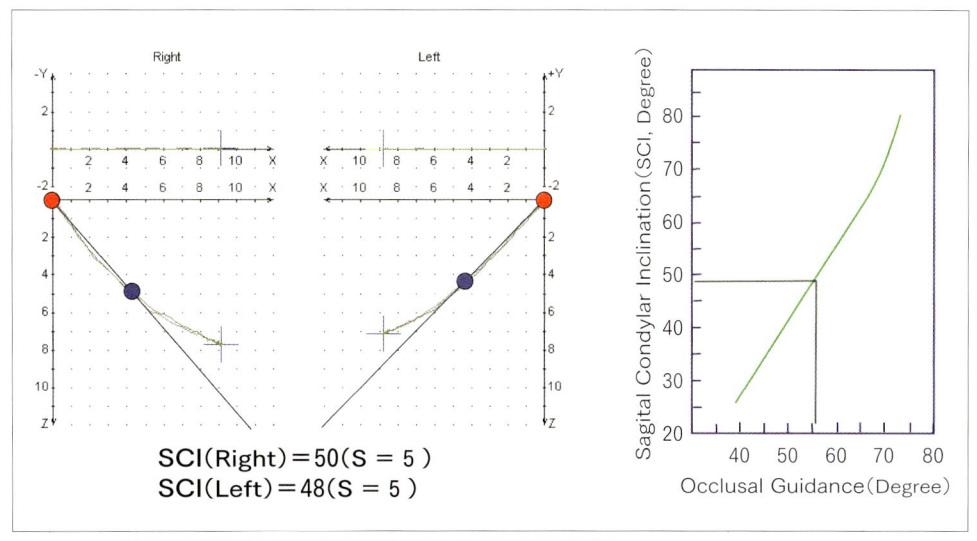

SCI(Right)＝50(S＝5)
SCI(Left)＝48(S＝5)

図5-5 **ワックスアップのための前歯誘導路傾斜の設定。**左右それぞれの側方運動における顆路傾斜から前歯部の誘導路の傾斜(Occlusal Guidance)をグラフ上で求める。この例では、左右の顆路角の平均が49°であるから、前歯部の誘導路の傾斜は56°となる。ベネット運動が大きくなる。

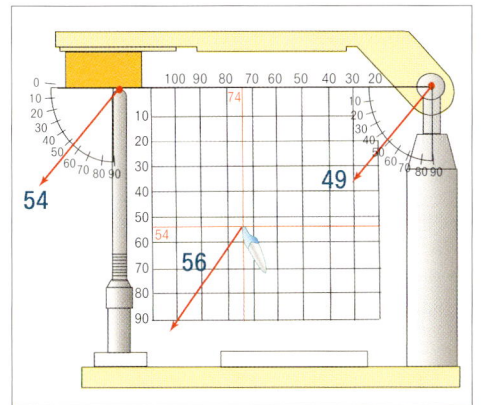

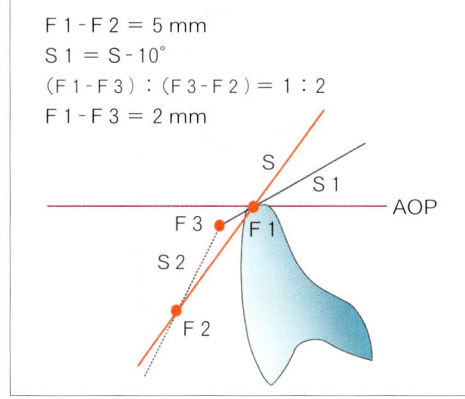

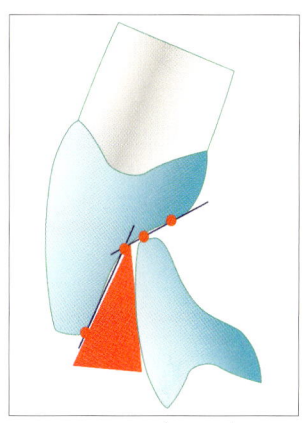

F1-F2 = 5mm
S1 = S-10°
(F1-F3) : (F3-F2) = 1 : 2
F1-F3 = 2mm

5-6 | 5-7 | 5-8

図5-6 **インサイザル・テーブルの角度設定の作図的な計測。**図5-4で測定したように、下顎前歯のアクティブ・セントリックの空間的位置はX＝74mm、Z＝54mmの点であるから、この点を図5-5で割り出した56°の角度で運動させるためには、インサイザル・ピンの先端を何度の方向に移動させるべきかを作図的に求める。この例では54°となり、インサイザル・テーブルの角度が決定される。ただし、上顎前歯の舌側面の形態はS1とS2に分けられ、それぞれ44°と60°と計算された。
図5-7 **インサイザル・テーブルの角度設定の作図的な計測。**図5-6からインサイザル・テーブルの角度は54°と計測されたが、上顎前歯の舌側面の形態はS1とS2に分けられるので、この図にしたがって計算すると、それぞれ44°と60°となる。
図5-8 **前歯の誘導路角と歯冠内離開角。**上下顎歯の嵌合によって形成される被蓋には、ある程度の余裕が必要である(赤で示す領域)。この領域を歯冠内離開角という。歯冠内離開角を狭窄すると下顎運動の自由域が失われ、下顎は後退する傾向となる。

存在する、また、前歯の誘導路はF1、F2を結んだSの角度で表す。これらの角度はそれぞれ図5-7のように求められる。

歯冠内開口角(インターコロナル・オープニングアングル、IOA)(図5-8)は下顎の前後的あるいは、側方的な運動の自由域を与えるとともに、下顎を適切に誘導する重要な機能をもっている。この角度が適切な角度であることによって、開閉口時にも異常な筋緊張を誘発することなく活動できる、しかし、IOAが小さくなると下顎を後退させながら開口するという運動が強いられ、下顎後退筋などの緊張を誘発する。この現象は閉口時にも発現するので、下顎はつねに後退し顎関節の生理的な機能に悪影響を及ぼす。

55

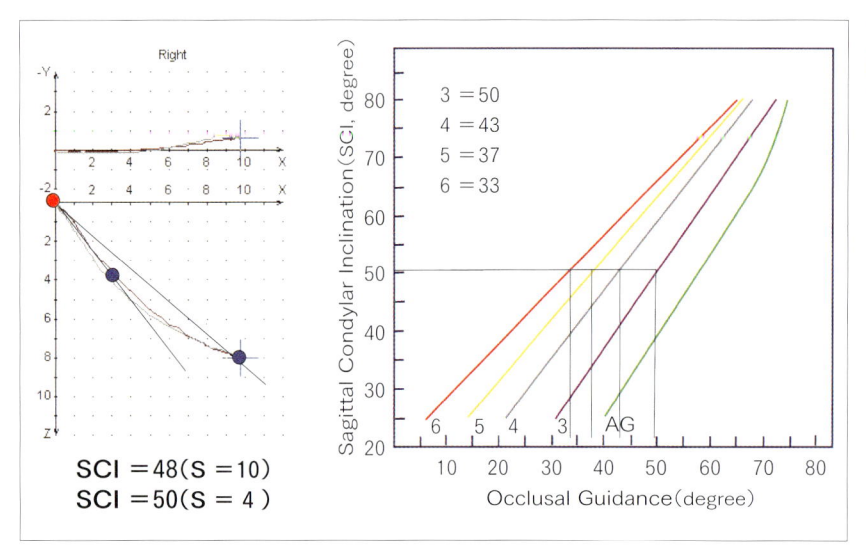

第5章 ブラキシズムを考慮した咬合構築（ワックスアップ）

図5-9 **ワックスアップのための側方歯の誘導路傾斜**。左右それぞれの側方運動における顆路傾斜から、左右側方歯の誘導路の傾斜（Occlusal Guidance）を図5-5から求める。左側の誘導路は、右側の顆路4mm、50°に対する誘導路角とし、グラフよりそれぞれの歯の誘導路角を求める。さらに、ベネット運動および歯列弓の大きさなどによる修正を加え、最終的なワックスアップのデータが計算される。

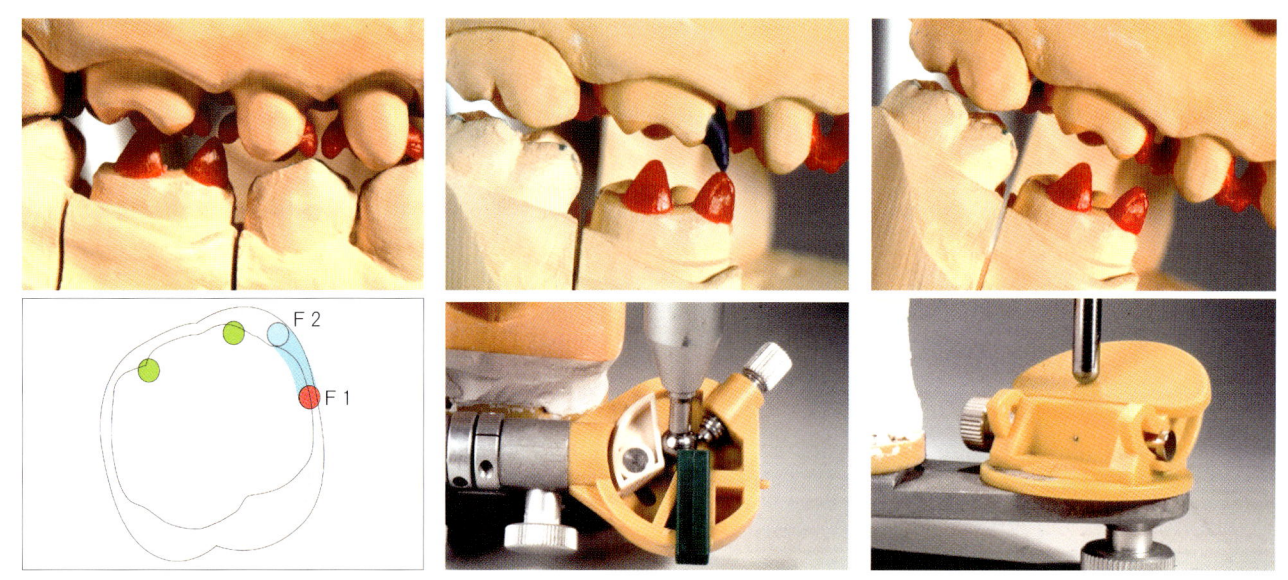

図5-10 **右側方運動（3mm）の再現**。左側のコンダイラー・ハウジングに3mm（緑）のプロトルージョン・インサートを挿入し、誘導パターンおよび臼歯の離開を観察する。上顎第一大臼歯のF2コーンおよび頬側咬頭を植立する。F2コーンは偏心位にある下顎第一大臼歯の近心のアクティブ・セントリックと一致するように植立する。頬側咬頭は下顎のセントリック・コーンと等間隔になるように植立する。

4-2 側方ガイダンス

側方運動は、作業側歯の誘導路と非作業側の顆路との関係であるから、オクルーザル・ガイダンスの角度は左右それぞれ非作業側の顆路傾斜から求める。図5-9の症例では、左側のガイダンスは右側顆路4mmの誘導距離で顆路角50°であるから、これに対応する犬歯、第一小臼歯、第二小臼歯、第一大臼歯の誘導路角を求めるとそれぞれ50°、43°、37°、33°になる。右側のガイダンスも同様の方法で求めることができる。ここで求められた誘導路は単に顆路角から算出した平均値であるから、患者ごとの条件に適合させるためには多少の修正が必要となる。

4-3 歯列の大きさによるガイダンスの修正

アクティブ・セントリックの空間的位置の計測データ（図5-4）のY値を見ると、左側のセントリックが平均値に比べ外側に偏位している。このような症例では、平均値の誘導路角で作業側ガイドを

図5-11 **上顎第一大臼歯のF1-F2誘導路の形成。**F1-F2コーンの間をワックスで埋め、プロトルージョン・インサートを除去して側方運動させることにより誘導路が形成される。次いで上顎第一大臼歯の頬側隆線および頬側形態を形成する。

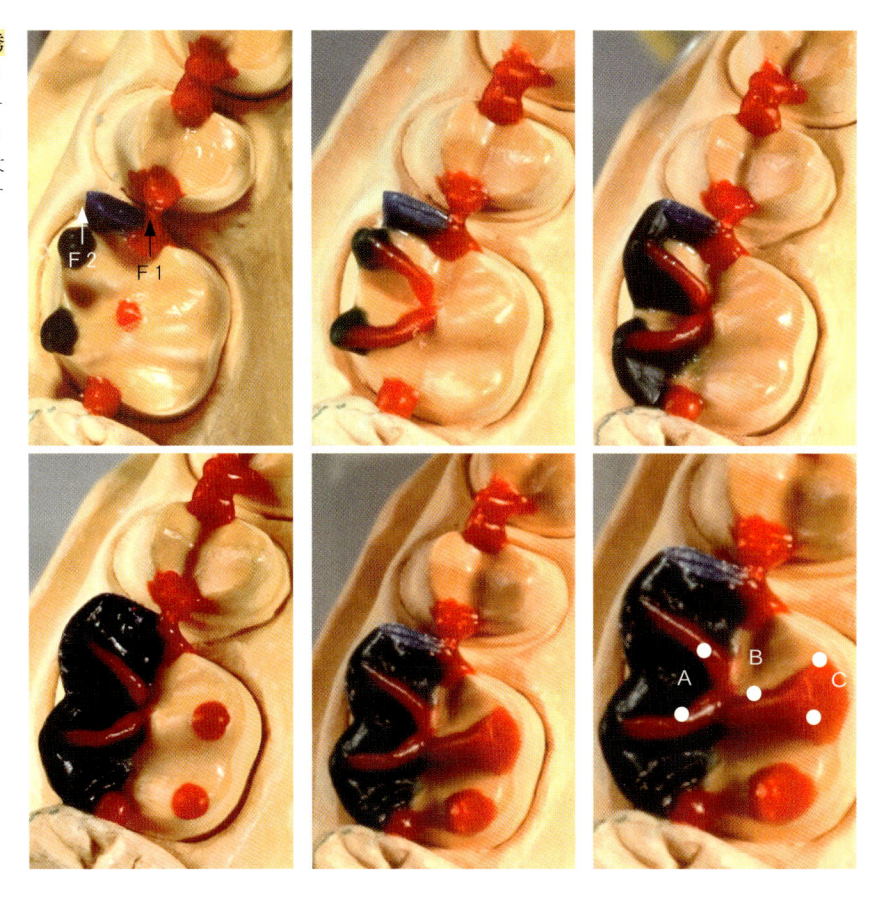

作ると非作業側に咬頭干渉が発現する可能性がある。そのため、上顎の誘導路は歯列が2mm外側に広がるごとに1°強くするように修正する。

5 ワックスアップの実際

5-1 上顎第一大臼歯の頬側

パッシブ・セントリックおよびアクティブ・セントリックは完成している。ワックスアップは、緩傾斜をもつ上顎の第一大臼歯から行う。下顎第一大臼歯より前方の歯列を抜き去り、右側方運動から開始する。右側インサイザル・テーブルを求めた角度に設定し、プロトルージョン・ストップを挿入する(図5-10)。この例では下顎が3mm右側方へ偏心運動したときの上下顎の関係が再現されるので、下顎第一大臼歯の近心咬頭に一致するようにF2コーン(青ワックス)を立てる、同時に下顎頬側遠心コーンに対して均等なスペースをつくりながら、上顎第一大臼歯頬側咬頭(緑ワックス)を植立する(図5-11)。

次いでプロトルージョン・ストップを外してF1とF2の間を青ワックスで埋め、下顎を右側方運動させることでF1-F2の誘導路が完成する。これによってスムーズなガイドと第二大臼歯の離開が得られる。このように形成された誘導路は緩やかな湾曲をもつ。次に頬側咬頭の近心隆線および遠心隆線(赤ワックス)を形成する。この隆線は咀嚼時に線維性の食物を破断するために使われるので鋭利な尾根状に形成する。また、遠心の斜走隆線は、下顎の後退を防ぐ役割(リトルーシブ・バリヤー)をもつので、下顎第一大臼歯の遠心咬頭を上顎遠心隆線の近心面で保持するように形成し、近遠心隆線でAコンタクトを形成する。隆線が完成したら、頬側内斜面をグリーンワックスで埋め形態修正する。このとき、ガイドするのはF1-F2のガイダンスだけである。

5-2 上顎第一大臼歯の舌側

上顎第一大臼歯の近心舌側咬頭コーン(赤ワックス)は、下顎第一大臼歯の中央窩に向かってコーン

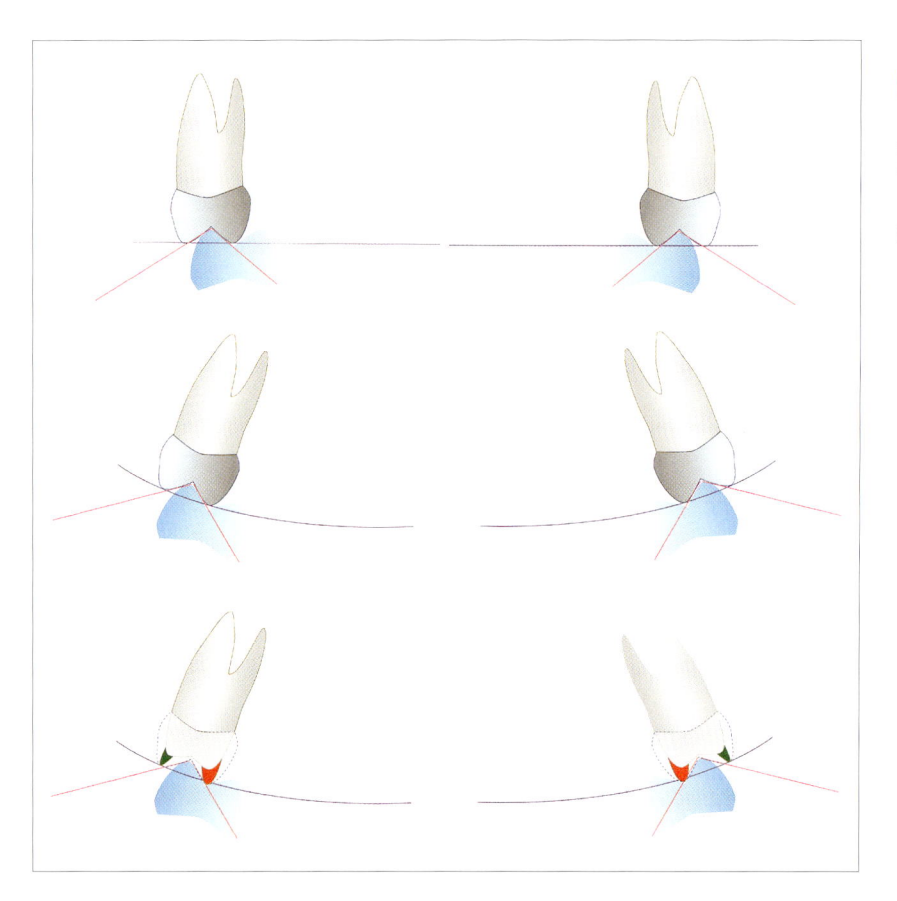

第5章　ブラキシズムを考慮した咬合構築(ワックスアップ)

図5-12　**上顎第一大臼歯の舌側咬頭の植立とWilson湾曲。**上顎第一大臼歯の近心舌側咬頭は下顎第一大臼歯の中央窩に向かい、また遠心舌側咬頭は下顎第二大臼歯の近心辺縁隆線と接触する。上顎第一大臼歯の近心舌側咬頭は、頰側咬頭よりも約1mm高く、緩やかなWilson湾曲を形成する。

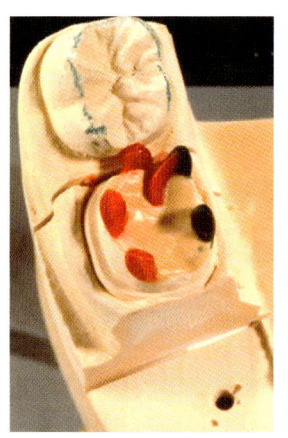

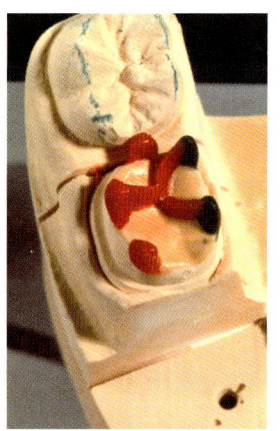

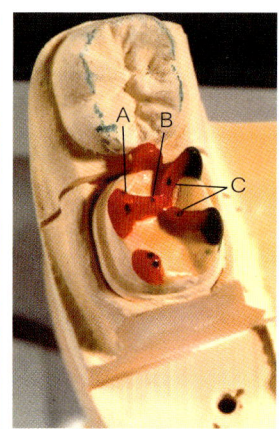

図5-13　**下顎第一大臼歯の舌側咬頭の植立。**下顎第一大臼歯の舌側咬頭は下顎の側方運動時に上顎第一大臼歯の舌側咬頭と等間隔で抜けるように形成する。次いで下顎第一大臼歯の頰舌側隆線を形成し、ABCコンタクトを完成する。

を植立する。このとき非作業運動を考えると、下顎の頰側遠心咬頭の中央寄りに向かうことで、非作業運動時の干渉を回避することが必要である。高さは頰側咬頭よりも約1mm高くする。これによって、第一大臼歯の側方湾曲(Wilson湾曲)の強さが決まる(図5-12)。また、遠心舌側咬頭のコーンは、下顎第一大臼歯の辺縁隆線に接触する。

5-3　下顎第一大臼歯舌側

下顎第一大臼歯の舌側咬頭コーン(グリーンワックス)を、下顎側方運動上顎第一大臼歯の舌側咬頭の間を等間隔で抜けるように形成する(図5-13)。また、上顎第一大臼歯近心舌側の隆線を形成しBコンタクトを作る。

次いで、下顎第一大臼歯の舌側咬頭および遠心頰

図 5-14 **上下顎第一大臼歯の形態と機能**。上顎第一大臼歯の頬側の形態は、主として頬粘膜の外方への排除と線維性食物の破折に重要である。また斜走隆線は下顎の後退を予防し、近心辺縁隆線部で側方の誘導路を形成し、さらに、もっとも大きな近心舌側咬頭は顎間距離の維持と下顎位の安定化に重要である。

一方、下顎第一大臼歯の舌側の形態は舌を排除し、頬舌側の隆線は上顎の隆線との間で咀嚼機能を営み、近心頬側咬頭は上顎のＦ１-Ｆ２との間で誘導機能を、また歯列弓内でもっとも大きな遠心頬側咬頭は下顎位の保持安定化に重要な役割を果たしている。

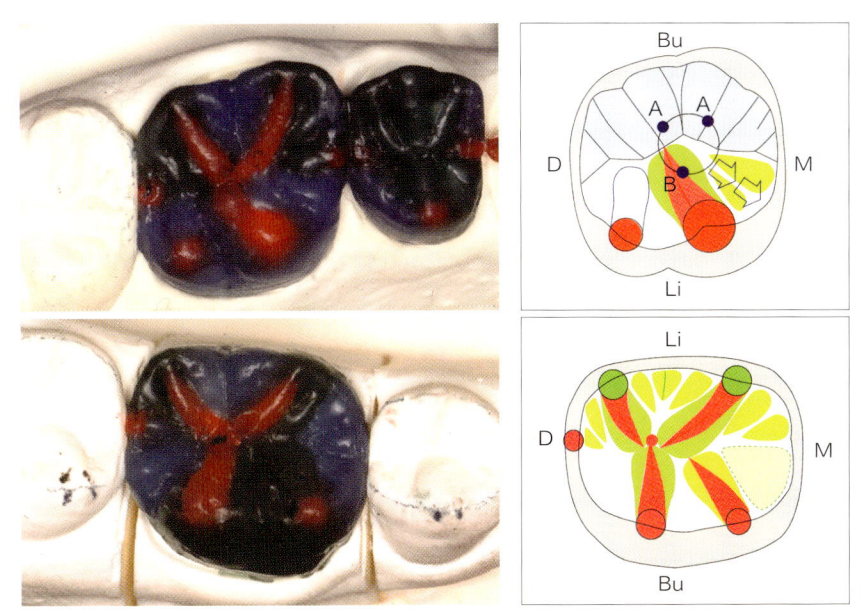

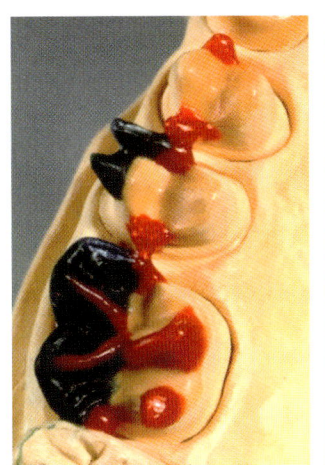

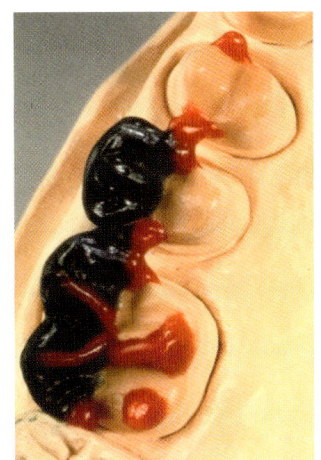

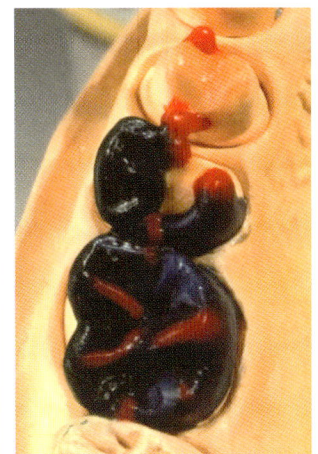

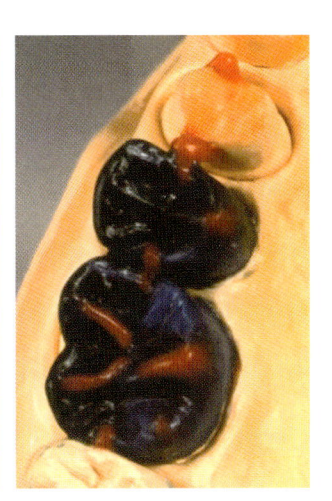

図 5-15 **上顎第二小臼歯のワックスアップ**。第一大臼歯と同様の方法で、まずＦ２コーンを植立し、次いでＦ１-Ｆ２誘導路を形成する。

側咬頭から、中心窩に向かう隆線を形成しＣコンタクトを作る（レッドワックス）。隆線の間隙はグリーンワックスで埋めて形態をととのえる（ABCコンタクト、図 5-11、5-14）。

5-4　上顎第一大臼歯舌側、下顎第一大臼歯遠心部

上顎第一大臼歯の舌側内斜面は、下顎の左側作業運動時に左側の第二小臼歯によってコントロール（離開）される部位である。それゆえ、左側インサイザル・テーブルを左側第二小臼歯のテーブル角に調整する。この誘導路で右側非作業運動時、確実に離開が得られるように上顎第一大臼歯の舌側および下顎第一大臼歯頬側遠心部分を完成する（図 5-14）。

5-5　上顎第二小臼歯頬側

上顎第二小臼歯のテーブル角に右側インサイザル・テーブルを調整し、３mmのプロトルージョン・ストップをセットし、Ｆ２コーン（ブルーワックス）を植立する。次いでＦ１-Ｆ２の誘導路を作り、頬側咬頭（緑ワックス）頬側内斜面の形態を完成する（図 5-15）。

5-6　上顎第二小臼歯舌側

上顎第二大臼歯の舌側内斜面は下顎の左側作業運

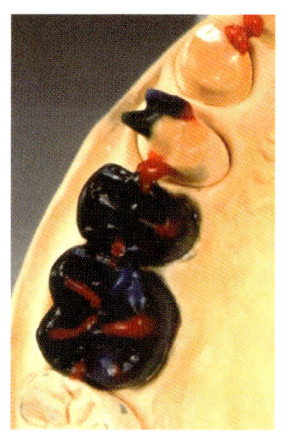

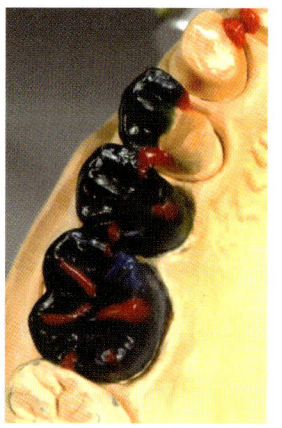

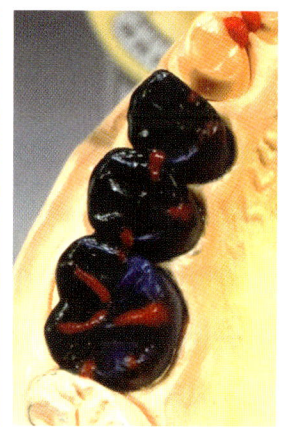

第5章　ブラキシズムを考慮した咬合構築（ワックスアップ）

図5-16　**上顎第一小臼歯のワックスアップおよび側切歯の誘導路の形成。**同様の方法で上顎第一小臼歯の誘導路をワックスアップし、同時に側切歯の誘導路を同じ角度で形成する。

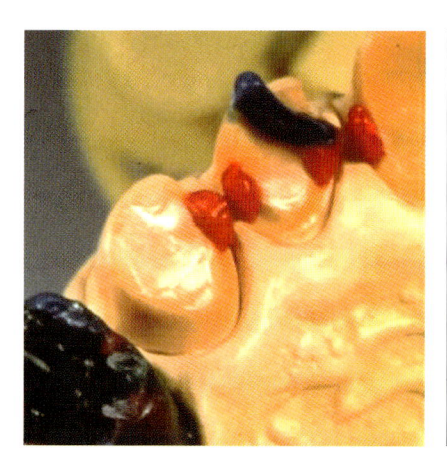

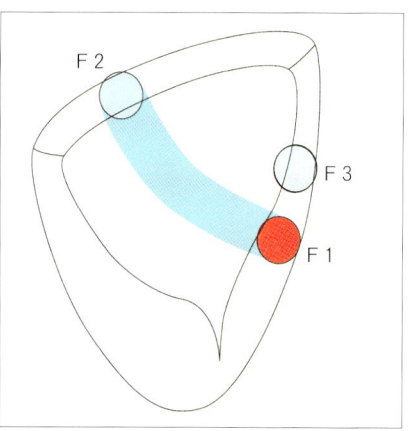

図5-17　**上顎側切歯のワックスアップおよび側切歯の誘導路の形成。**

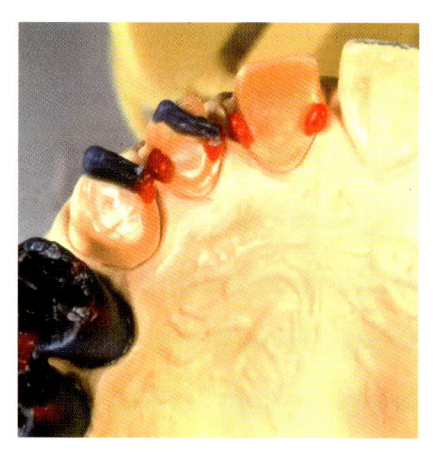

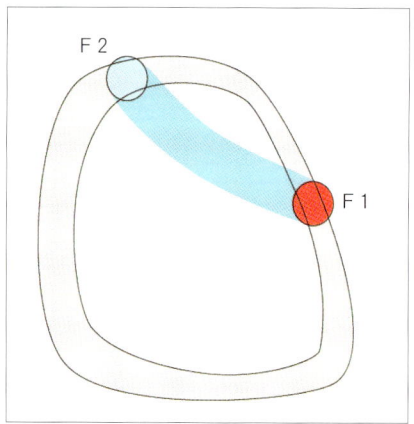

図5-18　**上顎犬歯の誘導路の形成。**

動時、左側第一小臼歯によって離開されることになるので、ここでも左側インサイザル・テーブルに左側第一小臼歯のテーブル角を設定する。そこで、上顎第二小臼歯舌側コーン（赤ワックス）を下顎第二小臼歯の遠心辺縁隆線の近心内斜面に接触させ、右側非作業運動時、離開が得られるよう形態を完成する（図5-15）。

5-7　上顎第一小臼歯および側切歯の誘導路の形成

　永久歯の萌出過程において、犬歯が未萌出の時期には側切歯と第一小臼歯が協調して側方運動を制御している。すなわち、第一小臼歯と側切歯とは側方運動に関してきわめて近似した誘導路を共有している。ワックスアップでも同じ誘導路を与える。

60

図5-19 上顎中切歯のF2の形成。

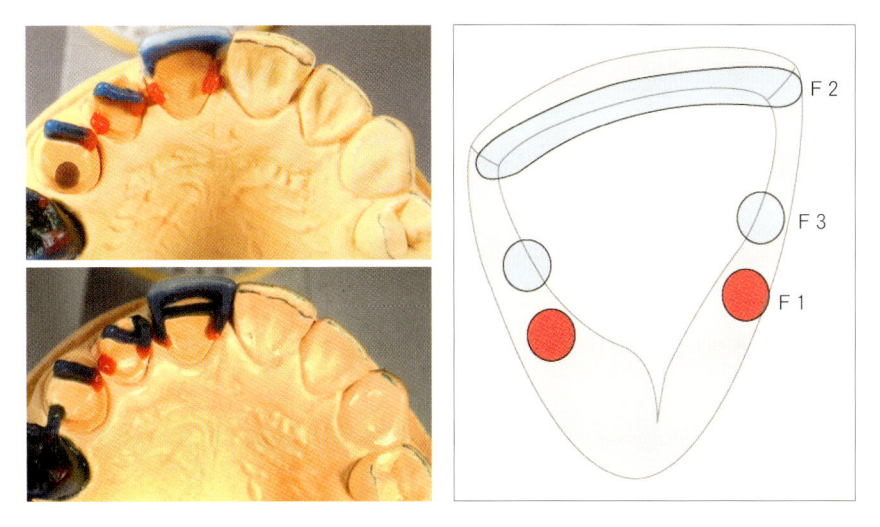

図5-20 前方誘導路の形成。下顎の前方運動は中切歯の近遠心辺縁隆線、側切歯の近心辺縁隆線および犬歯の遠心斜面によってガイドされるので、これらの部位にS1と同様の誘導路を与える。

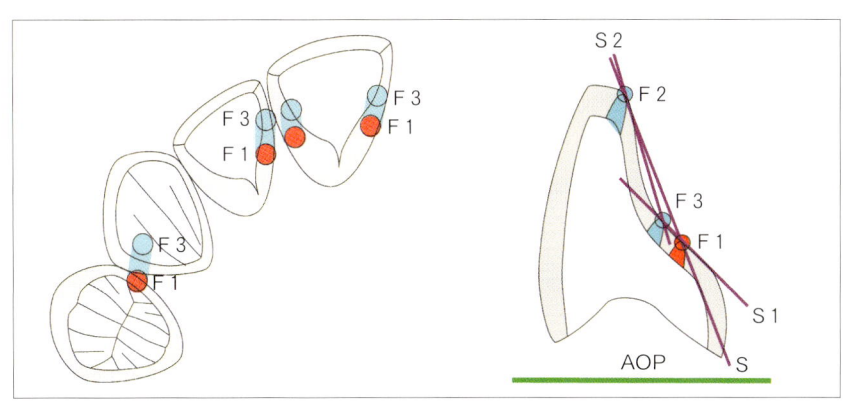

インサイザル・テーブルを第一小臼歯のテーブル角に設定し、F2コーン(青ワックス)を立てる(図5-16)。同時に側切歯のF2コーンも作り、側方運動の誘導路を完成する(図5-17)。続けて、第一小臼歯のF1-F2の誘導路ならびに頰側を完成する。さらに、舌側コーンを下顎第一小臼歯の遠心辺縁隆線にコンタクトさせ、これまでと同じく左側インサイザル・テーブルに左側第一小臼歯のテーブル角49°を設定し、第一小臼歯舌側の離開を得る(図5-16)。

5-8 上顎犬歯誘導路の形成

犬歯は順次誘導路のなかで主導的に犬歯誘導を果たすので、小臼歯や大臼歯より誘導路も長くなっている。この症例では4mmの誘導路を与える。右側インサイザル・テーブルを犬歯のテーブル角に設定し4mmのプロトルージョン・ストップをセットし、F2コーン(青ワックス)を立て、次いで誘導路を形成する(図5-18)。

5-9 前歯部誘導路の形成

上顎前歯部舌面の誘導路は、中切歯および側切歯の近心辺縁隆線、さらに犬歯の遠心斜面に存在する。まず、前方インサイザル・テーブルを中切歯のテーブル角に設定し、中切歯の誘導距離である5mmのプロトルージョン・ストップを左右のハウジングにセットしたのち、F2を形成する(図5-19)。

また、中切歯の舌面形態は、いわゆるシャベル状で、比較的緩斜面のS1と急斜面なS2の領域とがF1とF2の間に存在し、重要な役割を果たしている。そのために、図5-7のようにF1から2mm前方にF3を設定して舌側面の形態を形成する(図5-19、5-20)。このとき、側切歯、犬歯にもS1の距離だけ誘導路を形成しておき、F3-F2をつなぐと、S1およびS2の誘導路が完成する(図5-19)。

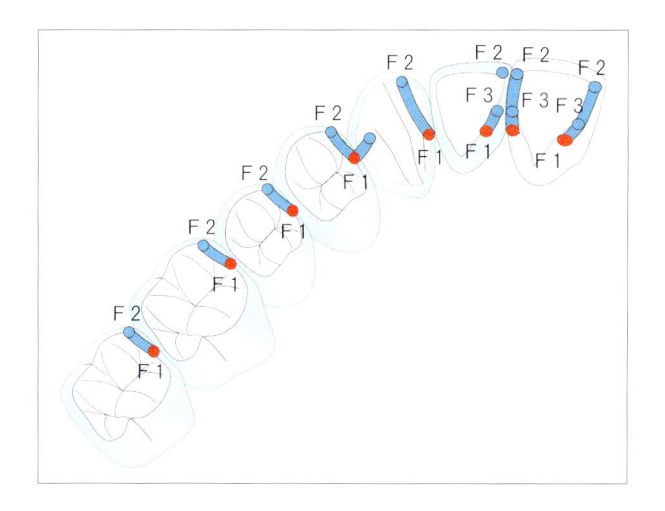

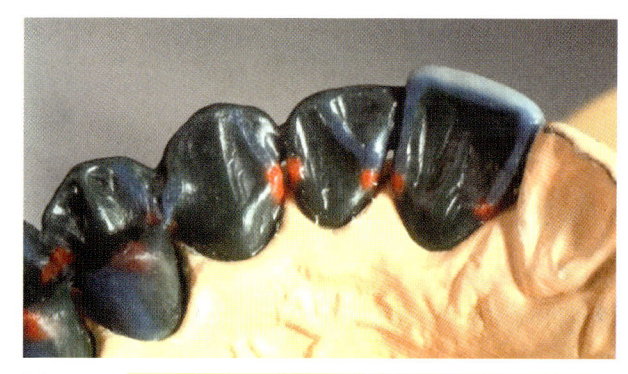

第5章　ブラキシズムを考慮した咬合構築（ワックスアップ）

図5-21　**ワックスアップにより完成した機能的な咬合。**

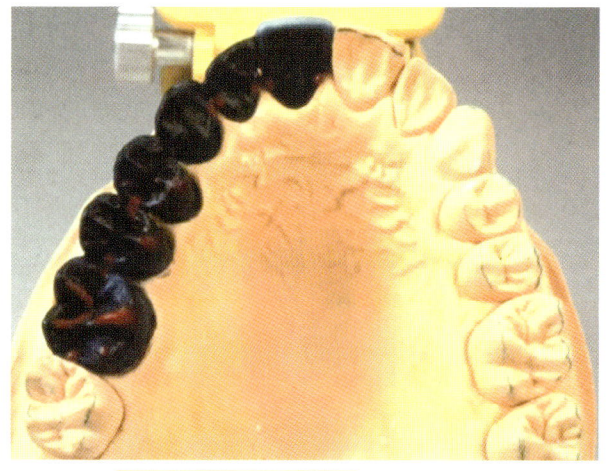

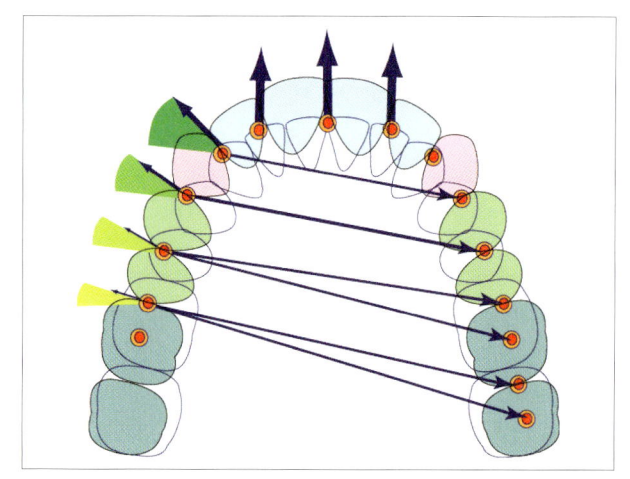

図5-22　**完成した順次誘導咬合。**完成した各歯の誘導路は、それぞれ同側の後方歯と反対側の同名歯より後方の歯を離開させる機能を果たしている。

5-10　完成

すべての誘導路が完成したのち、それ以外のスペースをワックスで埋め歯冠形態を完成させる（図5-21）。完成した各歯の誘導路は、それぞれ同側の後方歯と反対側の同名歯より後方の歯を離開させる機能を果たしていることがよくわかる（図5-22）。

6　まとめ

ワックスアップの目的は、個体ごとに異なる顔面骨格形態や顎関節、咬合平面に関して、いかにしてその個体に適合した咬合を与えていくかということにある。生体に適合した咬合誘導路は、このようなシステム化したワックスアップ法によって初めて構築することができる。ここで与えられた誘導路の傾斜は、歯科技工士や歯科医師が勝手に設定した角度ではなく、患者の顎関節が決めてくれた角度である。また下顎の運動にともなう臼歯の離開量も、患者の顎顔面形態と顆路角および咬合平面によって与えられた離開量である。咬合様式についても同様に、患者のもつすべての条件が最終的な咬合様式を決定している。

天然歯の誘導路の傾斜はけっして強いものではない。強すぎる誘導路は、顎関節や歯および歯周組織に病的な変化を与えることになる。そのために、咬合再構築においては、できるかぎり緩やかな誘導路を与えるべきである。

オクルーザル・ガイダンスと顎関節の関係では、下顎運動において異常な筋活動を誘発することなく、スムーズな生理的ブラキシズムが可能となり、側方

6 まとめ

運動においても臼歯部のスムーズな離開が得られることが重要である。咬合構築の過程において、誘導路をどの程度にすべきか、唯一その指針となるべきものが顎関節である。

参考文献

1. 佐藤貞雄．咀嚼器官の役割と機能咬合の概念．補綴臨床 1996；29（3）：265-279．
2. 佐藤貞雄．咀嚼器官の役割からみた咬合と全身との関係．日本全身咬合学会雑誌 2000；6（2）：101-119．
3. 花島美和，佐藤貞雄．やさしい咬合生物学シークエンシャル咬合の理論と実際8．咬合設計―個々の歯の役割と機能的デザイン．The Quintessence 2003；22：2705-2715．
4. 榊原功二，佐藤貞雄．シークエンシャルオクルージョンにおける咬合採得の概念とその実際．Quintessence of Dental Technology（Tokyo）2000；25：50-57．
5. 榊原功二，佐藤貞雄．シークエンシャルオクルージョンの臨床―下顎の後退を伴うⅡ級症例の咬合治療の実際― Quintessence Dental Technology（Tokyo）2004；29：734-750．
6. 榊原功二，佐藤貞雄．機能咬合構築のためのワックスアップ．歯科技工 1997；25（5）：602-614．
7. 佐藤貞雄，玉置勝司，青木聡，花島美和，榊原功二，Rudolf Slavicek．やさしい咬合生物学シークエンシャル咬合の理論と実際 9．機能咬合の原理．The Quintessence 2004；23：183-202．
8. 佐藤貞雄監修，岸本雅吉．機能咬合のリコンストラクション．東京：クインテッセンス出版，2004．

第6章

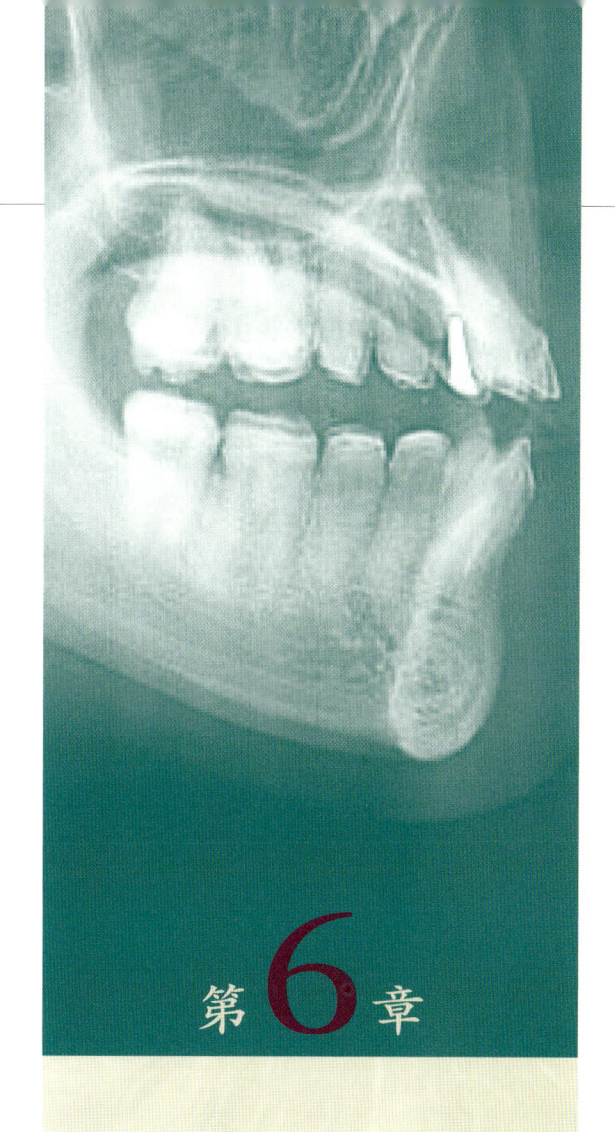

ブラキシズムに対応した咬合治療の実際

1 はじめに

　歯科治療のあらゆる処置、とくに補綴治療を行う場面でブラキシズムは、歯科医師にとってきわめて厄介な現象で不可解な部分が多く、臨床的には手の出しにくい未解決の課題の多い領域であるというのがこれまでの認識であった。しかしながら近年、歯科医学に携わる多くの臨床家や研究者はこのブラキシズムを克服するために、種々なアプローチを提唱し始めている。ブラキシズムに対して薬物を使用し中枢に働きかけ抑制する方法[1-7]、日常生活におけるホームケアとして筋訓練を指導する方法[8-13]、歯の咬合面をアクリリック・プレートで被覆する、あるいは歯冠形態を回復する修復方法[14-19]などが現在一般的な手法とされている。基礎的研究によるブラキシズムの生理現象が明確には解明されていない現段階では、いずれの方法も肯定も否定もできず、できるだけ可逆的療法を選択するのが歯科医療として妥当である。しかしながら、目の前の現実として咬合崩壊が進んでしまった患者の口腔内において何らかの形で咬合の再構築を迫られる場合、また患者がそれを希望した場合、ブラキシズムに対して咬合付与はどのようなことを配慮するべきなのか、これまでに具体的な示唆がないのが現実である。

　1982年 Slavicek R[20]らにより"Sequential Guidance with Canine Dominance"が提唱され、日本にもこの咬合のコンセプトが導入された。日本では「順次誘導咬合」あるいは「シークエンシャル咬合」と呼ばれ、補綴治療における咬合の再構築において、この概念の意義と具体性に興味がもたれ応用されるようになった[21-25]。本章ではこの咬合の概念について簡単に述べ、症例を通して咬合再構成の手順と補綴装置によるブラキシズムに対する対応について検討する。

2 順次誘導咬合の概念

　Slavicek R は、医学的見地から咀嚼器官の役割として Mastication(咀嚼)、Speech(発語)、Breathing(呼吸)、Posture(姿勢)、Aesthetics(審美)そして Stress Management(ストレス・マネージメント)を掲げている。この"Stress Management"の原動力は中枢由来の咀嚼筋活動にあり、その結果として上下の歯の接触が2次的に筋活動の持続あるいは増強を引き起こし、生じるブラキシズム、そしてまさに強大な荷重を受け止めるのが歯、歯周組織および顎関節であり、われわれ歯科医師がコントロールできる唯一の要素として咬合が存在する。これまで歯科領域ではつねに、悪者であったブラキシズムが生体にとってストレス・マネージメントという有益なものとなり得るという仮説を提唱し、その仲介ツールである咬合がしっかりとした構造物でないとブラキシズムという大きな負荷に耐えられない。そこにこの咬合のコンセプト、順次誘導咬合の概念をつくり上げている。

　この発想の転換は非常に興味深く、ブラキシズムの医学的な意義、そしてそこに歯科医学の根源である咬合が介在するという画期的な理論展開を持ち込んだのである。夜間睡眠中における人のブラキシズムのストレス・マネージメント効果についてはこれまで不明な点も多かったが、最近の基礎的研究の成果が出始めているところである。一方、人においては今後の長期にわたる臨床的追跡調査結果が期待されるところである。

　ここでは臨床の現場で全顎的な咬合再構成の必要性があった症例をもとに、順次誘導咬合を確立する臨床的手順とブラキシズムへの対応の確認方法について解説する。

3 順次誘導咬合の構築手順

3-1 　診察、検査および治療計画

　全顎的な咬合再構成を行った症例は24歳の女性で、主訴は食事中、歯の冷水痛による咀嚼障害と同時に審美的障害であった。十分な問診と診査、検査を行った結果、全身的な疾患はなく、顎関節に関する診査では痛み、雑音、開口障害などの顎関節症の所見、また既往歴は認められなかった。エックス線およびMRI検査では下顎頭の変形、偏位、関節円板に異常所見は認められなかった。歯、歯列および咬合所見では、20歳のころの習慣的嘔吐、柑橘類の過剰摂取による酸蝕症と仕事のストレスによると思われるブラキシズムによる歯の実質欠損が全顎的に認められた(図6-1)。

　側方セファログラムの分析結果から、咬合高径の低下(LFH 39°)、平坦な咬合平面(FH-OP 3°)、緩

3 順次誘導咬合の構築手順

初 診

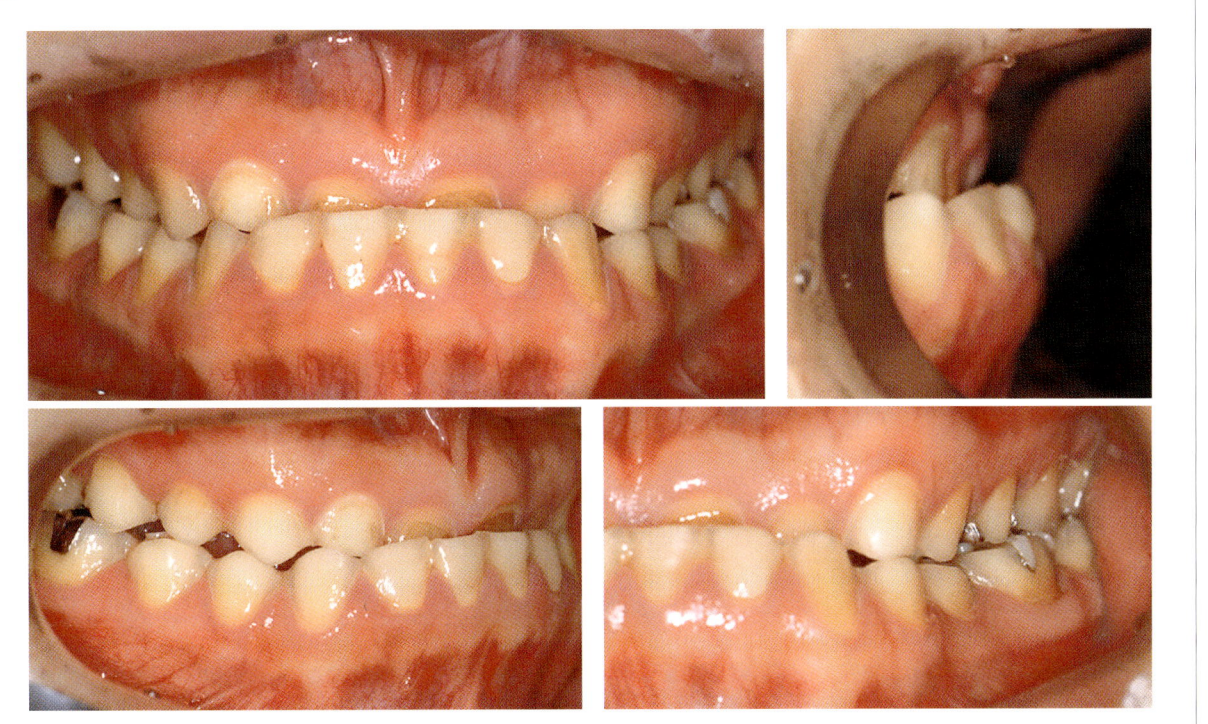

図6-1 **初診時の咬合状態**(正面および側面)。24歳、女性。

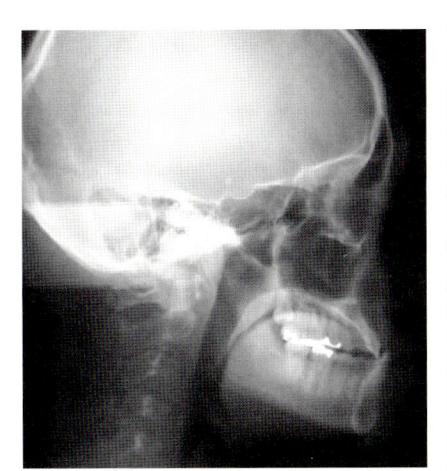

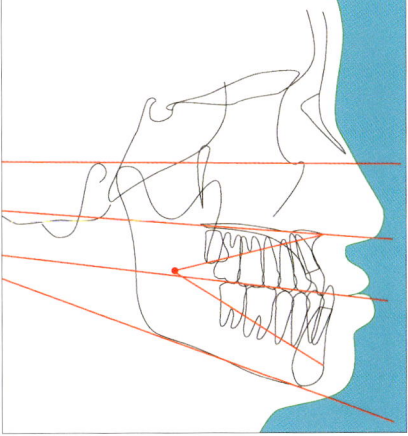

図6-2 **側方セファログラム分析**(初診時の評価)。

	Clinical Norm	Value
FH - OP	(11.4±3.6)	3.0
FH - MP	(28.8±5.2)	16.0
LFH	(49.0±4.0)	39.0
APDI	(81.0±4.35)	107.0
ODI	(72.0±5.3)	59.0

表6-1 セファロ分析の結果(術前)

やかな下顎下縁平面(FH - MP 16°)で、骨格パターン Class Ⅲ(APDI 107°)Low Angle の特徴を有していた(図6-2、表6-1)。

コンディログラフによる下顎運動の計測結果から前・後、側方運動ともに運動量は短く、不安定な運動軌跡が観察された。しかし、開閉口運動では矢状面での運動経路の不安定さは認められるものの、十分な運動軌跡が観察できた(図6-3)。咬頭嵌合位の下顎位を評価するために、顆頭位の下顎基準位(RP : Reference Position)と咬合位の咬頭嵌合位(ICP)の偏位を計測したところ、その偏位量は0.1mm以下でほぼ一致していた(図6-4)。

さらに、上下の歯を接触させない側方限界運動経路と、咬合接触を行わせた左右へのグラインディング運動との関係からみたグラインディング・シフトパターンによる評価[25]では、とくに右側で圧迫パターン

67

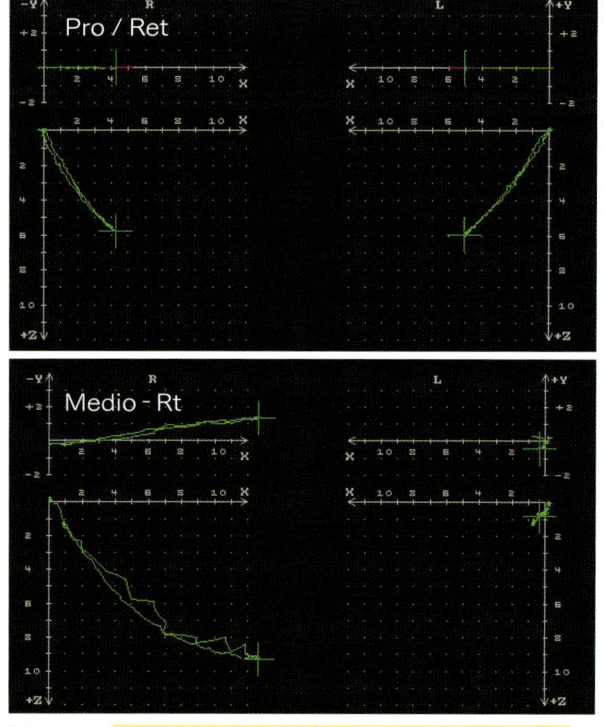

第6章 ブラキシズムに対応した咬合治療の実際

図6-3 術前のコンディログラフによる下顎運動記録。

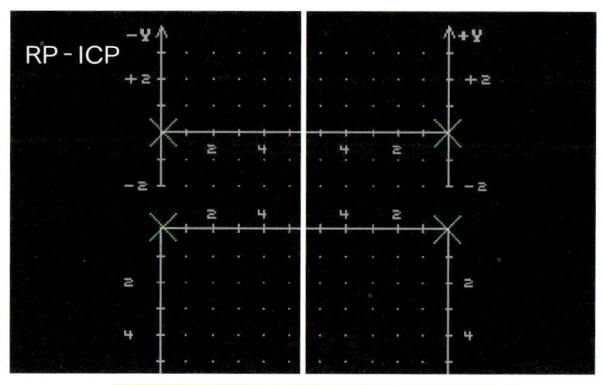

図6-4 コンディログラフによる下顎偏位量の計測（術前：RP-ICP）。

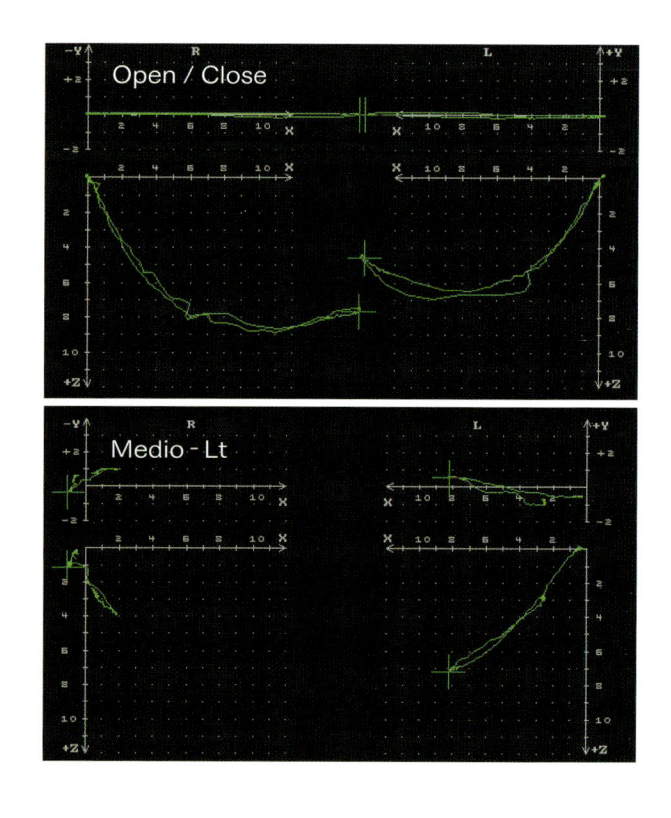

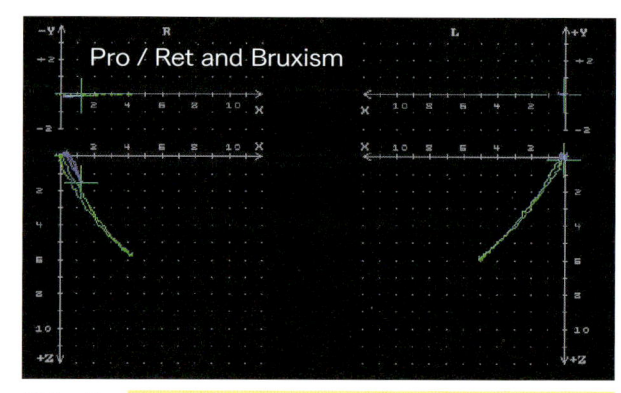

図6-5 コンディログラフによるグラインディング・シフトパターン（術前：右側圧迫パターン、左側一致パターン）。

（Compressive）を示し、右側の咬合支持が喪失していることを示している（図6-5）。このグラインディング・シフトパターンによる評価の手法と一般患者102名における各パターン頻度を模式図に示す（図6-6、7）。

患者の主訴に対する診査および検査結果は、患者が24歳の若い女性であり審美的な要求もあることから、総合的に治療計画を判断した。とくに、咬合高径はLFHの角度として約7°（インサイザル・ピンの高さとして14mm）挙上して垂直的な代償を行うこととした（図6-8）。これによって骨格の前後的な差（Class III）の問題はほぼ解決される。咬合治療の目標は、全顎的な矯正処置による各歯軸の整直、そして骨格パターンを考慮し、全顎補綴装置による適切な咬合高径と咬頭嵌合位の付与、そして覚醒時における偏心運動や睡眠時ブラキシズム時における後方臼歯の咬頭干渉の回避を確実に行うアンテリア・ガイダンスの確立である。

3 順次誘導咬合の構築手順

図6-6　側方限界運動（歯の非接触運動）と左右グラインディング運動（接触滑走運動）の重ね合わせによる**グラインディング・シフトパターンの評価**（Tamaki K, Ikeda T, et al. 2007[26]より引用）。

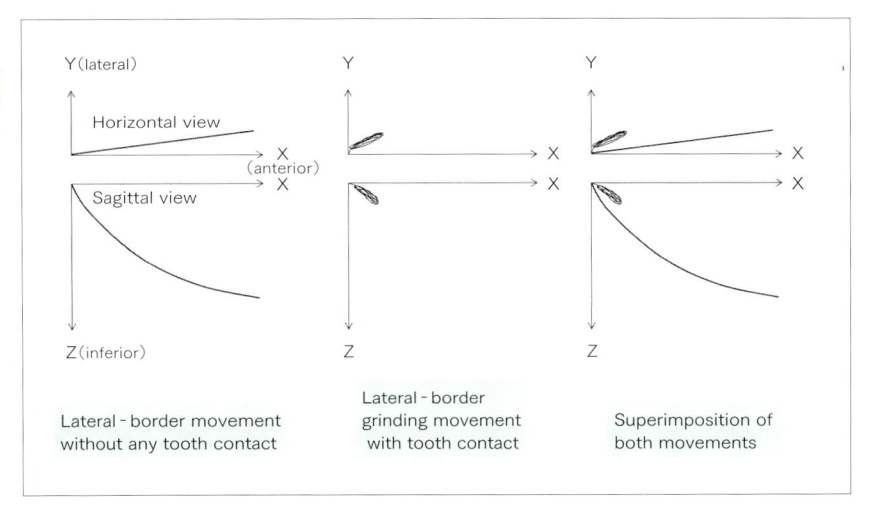

図6-7　グラインディング運動による**下顎頭のグラインディング・シフトパターンによる評価の模式図**（Tamaki K, Ikeda T, et al. 2007[26]より引用）。

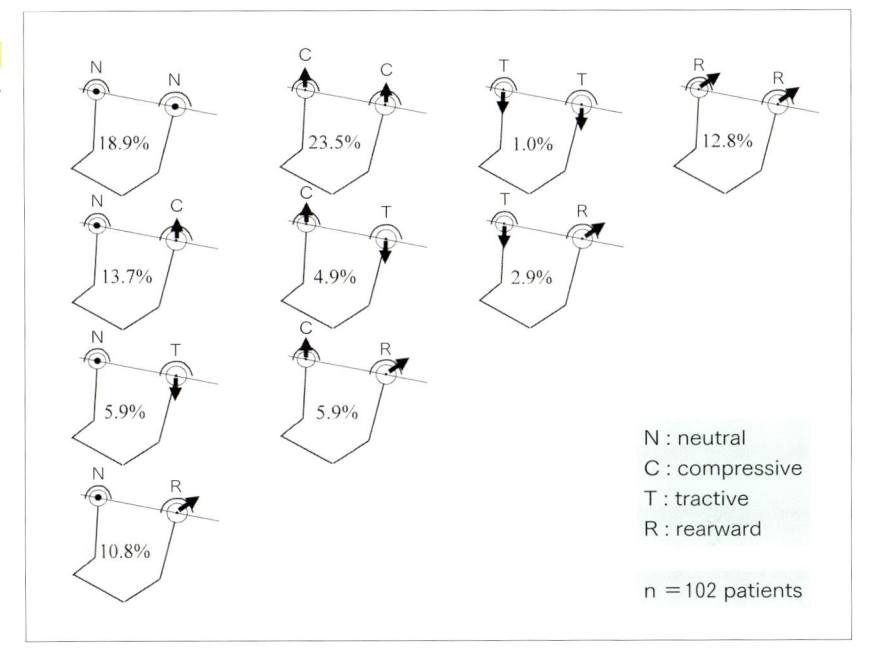

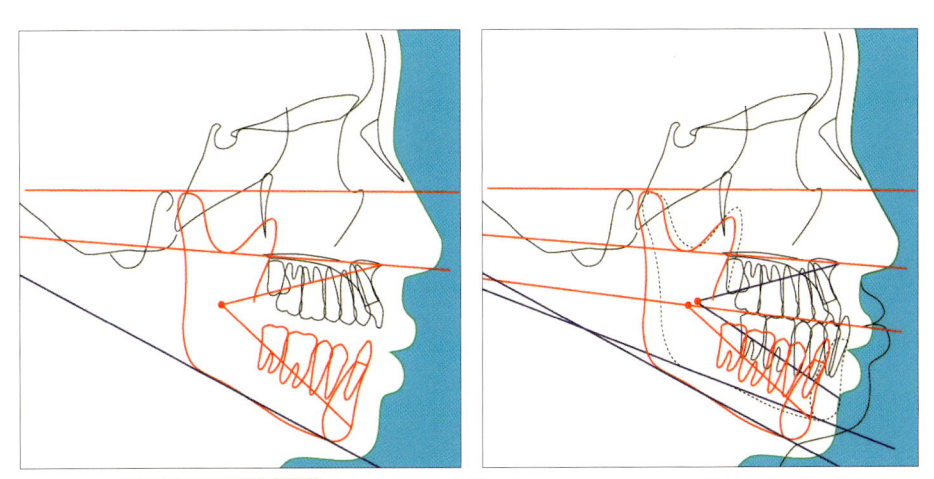

N : neutral
C : compressive
T : tractive
R : rearward

n = 102 patients

図6-8　**総合的な治療計画。**咬合高径を7°挙上することによって、骨格の問題を解消し、顆路の傾斜から咬合平面および各歯のオクルーザル・ガイダンスを算定して、シークエンシャル咬合を確立することとした。

3-2 治療手順

3-2-1 矯正治療

エッジワイズ法により各歯軸の垂直化を行った。動的治療期間は7か月間を要した。セファログラム分析結果を考慮し、下顎大臼歯にレジンキャップを固定することによって咬合高径を挙上して、矯正治療の目的を達成した（図6-9）。

3-2-2 補綴治療

補綴処置のために上下全顎28本にわたる支台歯形成を行った（図6-10）。プロビジョナル・レストレーションの下顎位は矯正治療終了後の下顎位（咬合高径および水平的顎位）を保った状態で製作した（図6-11）。咬合器は半調節性咬合器を使用し、プロビジョナル・レストレーションを製作した。

プロビジョナル・レストレーションによる骨格パターンにおける咬合状態を再評価する目的で、再度側方セファログラムの撮影を行い分析した。骨格パターンは依然 Class Ⅲ（APDI 96°）であるが、LFHは39°から44°に増加、下顎咬合平面は3°から8°に急峻になり、下顎下縁平面は16°から22°に増加し、術前に比べプロビジョナル・レストレーションによって、より骨格パターンⅠ級の方向に Compensation（代償的変化）されていることが確認できた（図6-12、表6-2）。プロビジョナル・レストレーション装着後、コンディログラフによる下顎運動計測を行った。プロビジョナル・レストレーションによる咬合の安定化により、咀嚼筋群の状態が安定化し、術前に比較し前後運動および側方運動では運動距離が延長し、安定した円滑な運動軌跡が描かれるようになった（図6-13）。そして、しばらくこの下顎位（咬合高径）に適応するための期間をとり、顎機能に問題がないことを確認し、最終補綴装置の製作に移行した。

最終支台歯形成、印象採得を行い、フェイスボウ・トランスファーにより上顎模型の調節性咬合器（SAM 2 P）への付着を行った。下顎模型はプロビジョナル・レストレーションと同じ下顎位（ほぼRPに近い位置）で付着した。セファログラムによる再評価では、LFHが依然44°と低い傾向であったため、咬合器のインサイザル・ピンを4mm挙上し、LFHを2°挙上する設計とした（図6-14）。咬合器の顆路調整は、コンディログラフから得られた運動データをそのま

矯正治療

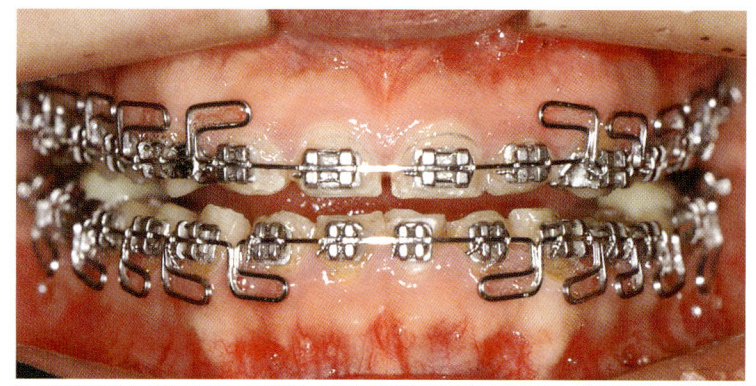

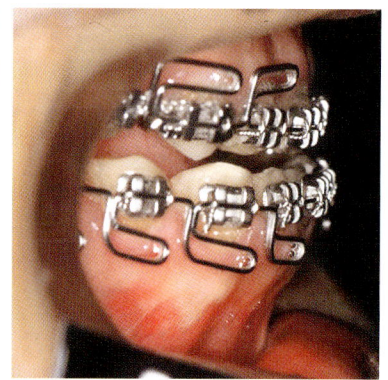

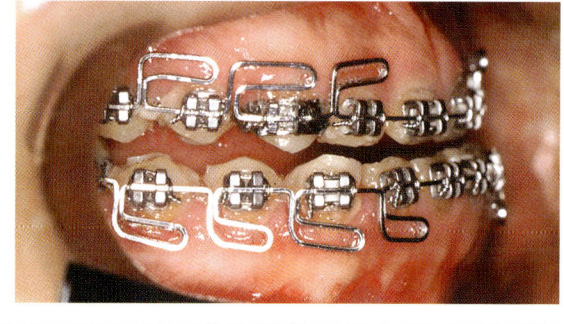

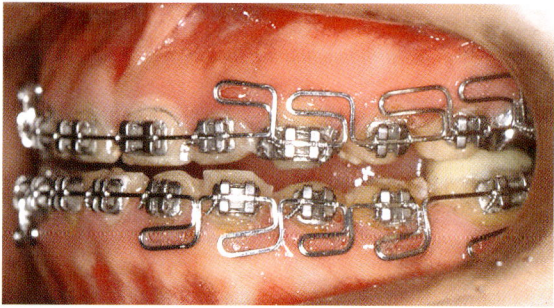

図6-9　エッジワイズ装置による矯正治療（1998.5.～1998.12.）。

支台歯形成

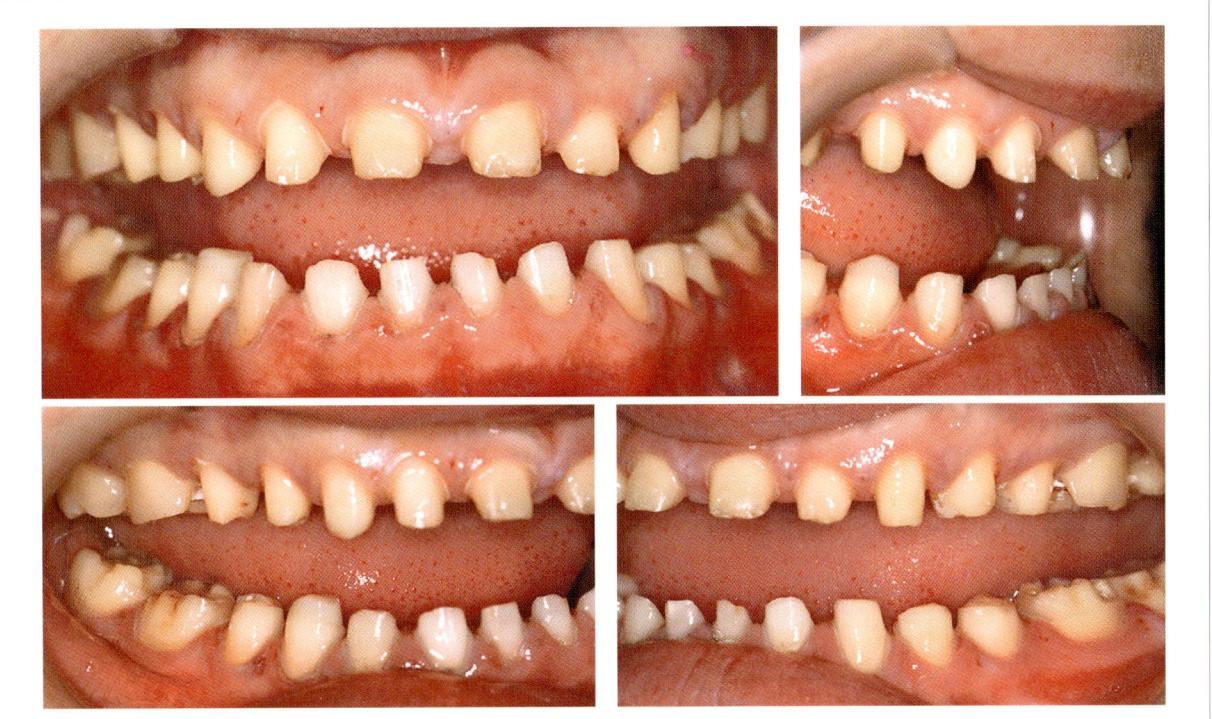

図6-10 全顎にわたる支台歯形成。

プロビジョナル・レストレーション

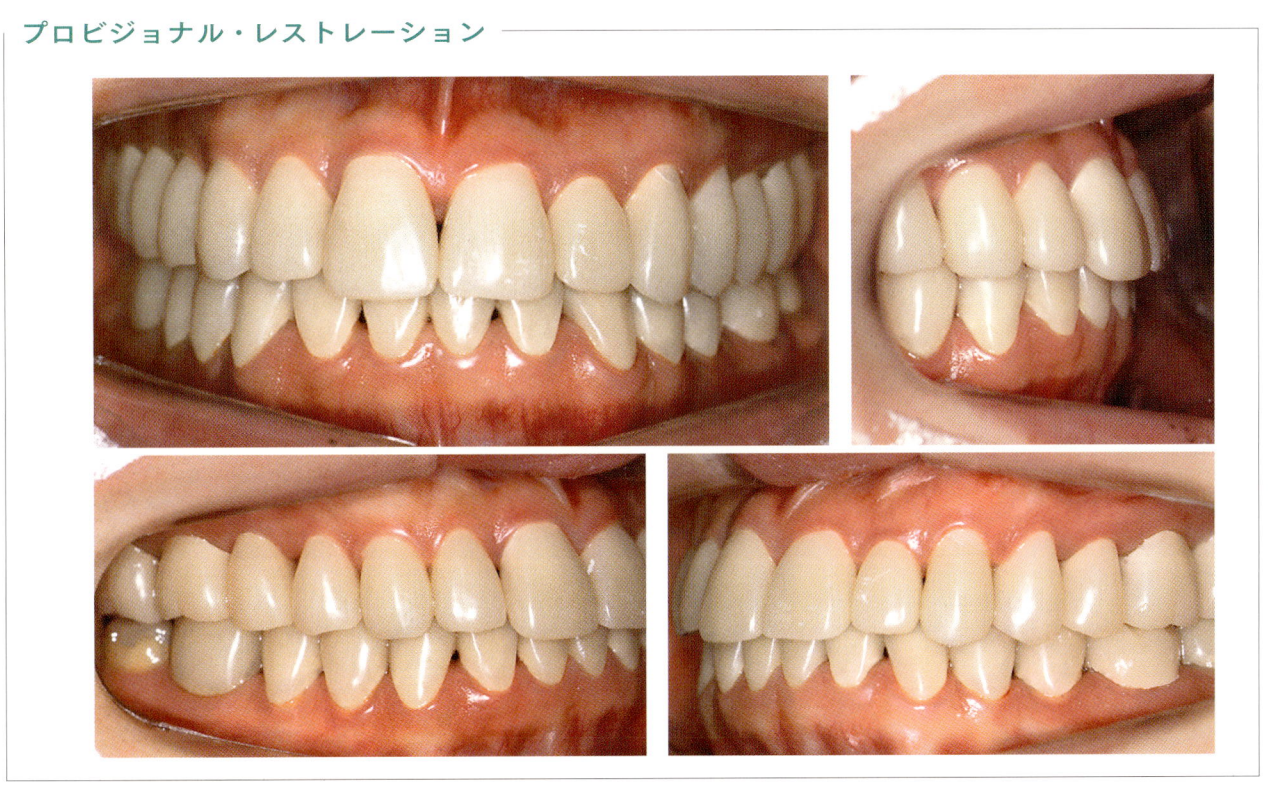

図6-11 プロビジョナル・レストレーションの装着。

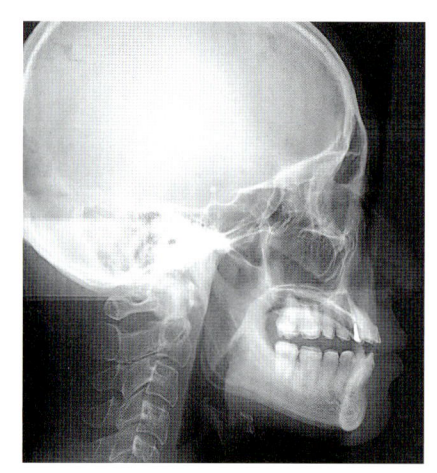

第6章　ブラキシズムに対応した咬合治療の実際

	Clinical Norm	Value
FH - OP	(11.4±3.6)	8.0
FH - MP	(28.8±5.2)	22.0
LFH	(49.0±4.0)	44.0
APDI	(81.0±4.35)	96.0
ODI	(72.0±5.3)	65.0

表6-2 **セファロ分析の結果**(プロビジョナル・レストレーション装着後)

図6-12 **側方セファログラム分析**(プロビジョナル・レストレーションの評価)。

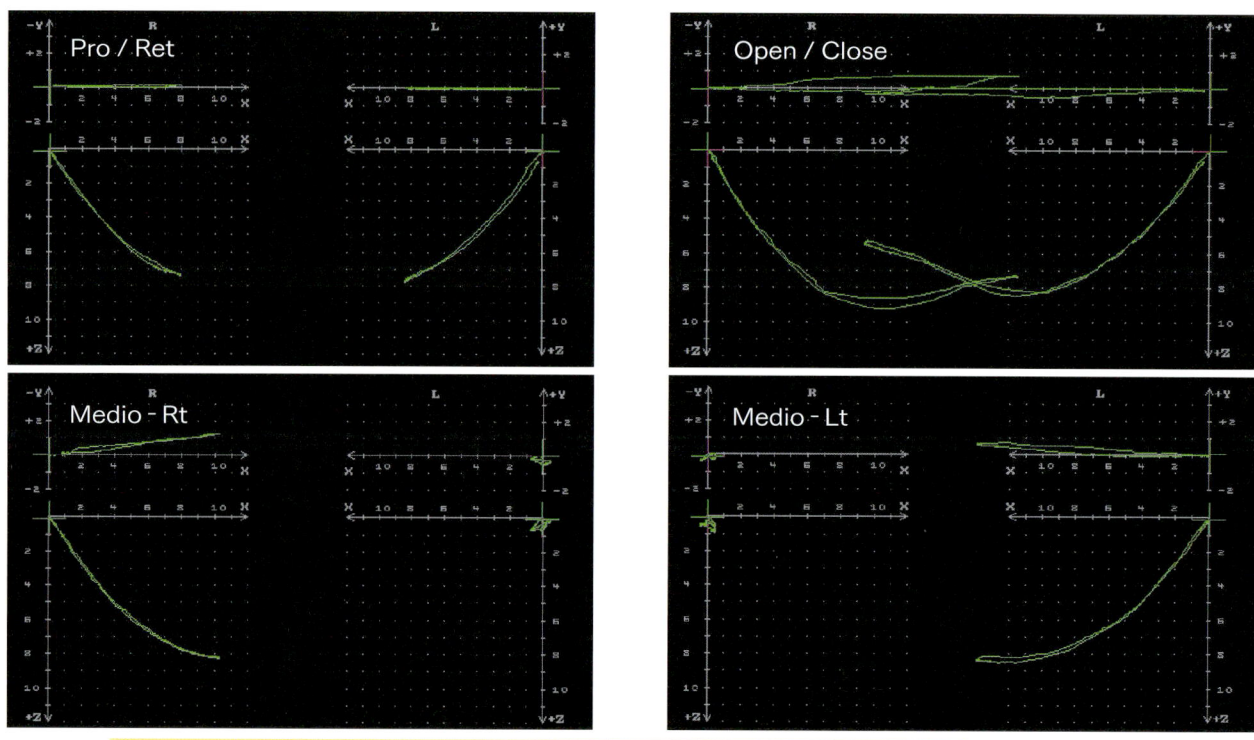

図6-13 **プロビジョナル・レストレーション装着時の**コンディログラフによる下顎運動の記録。

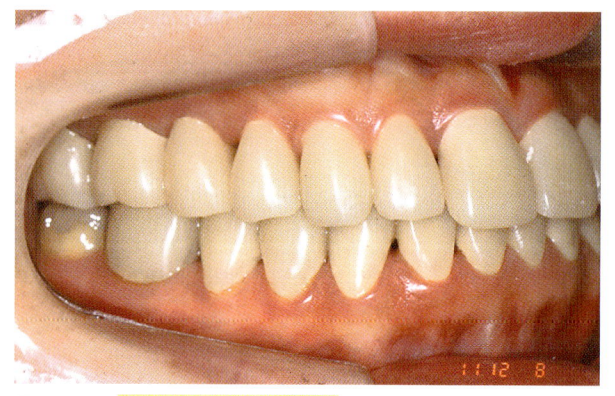

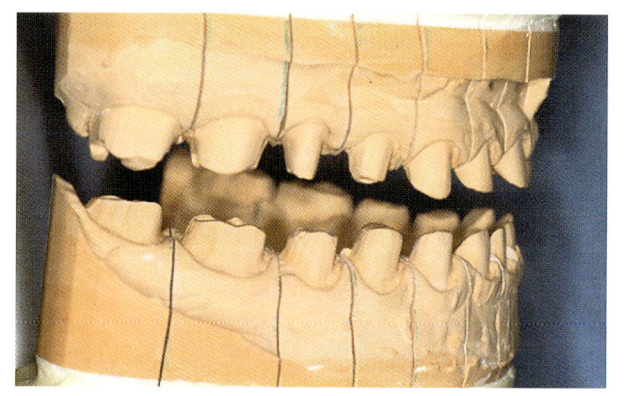

図6-14 **最終咬合高径の検討**。LFHは44°であることからインサイザル・ピンを4mm挙上し、LFHが46°となるように計画した。

72

3 順次誘導咬合の構築手順

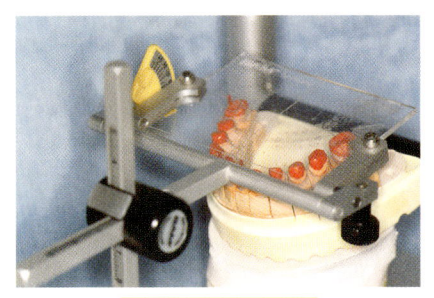

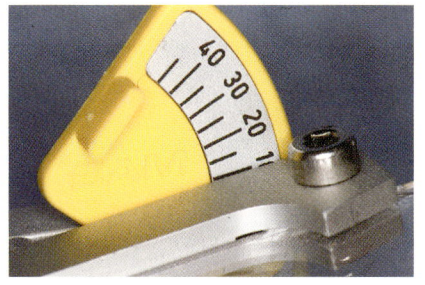

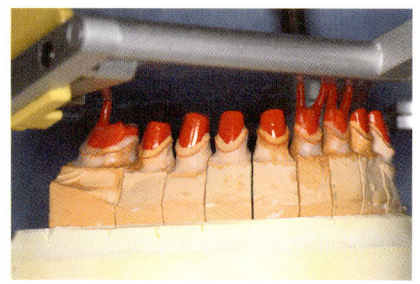

図6-15 下顎咬合平面の設定（AOPに対して約10°）。

図6-16 下顎アクティブ・セントリックのコーンと上顎パッシブ・セントリックのコーンの一致。

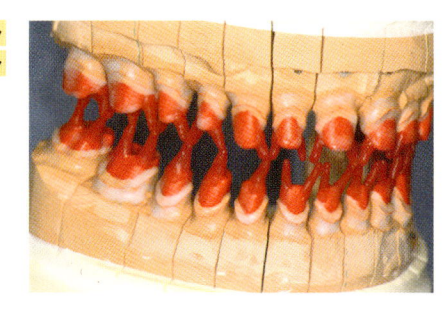

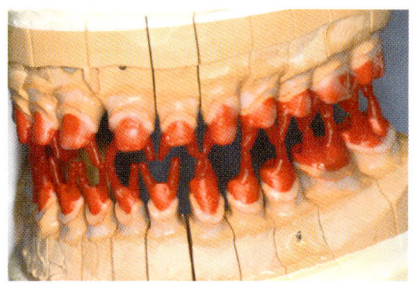

図6-17 下顎中央溝に対する上顎舌側咬頭のコーン（赤）の決定。

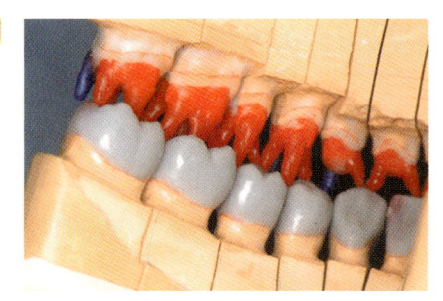

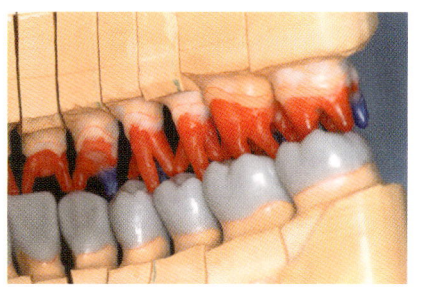

図6-18 下顎機能咬頭の運動方向に対する上顎頬側咬頭のコーン（青）の決定。

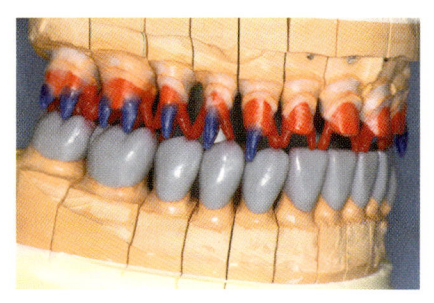

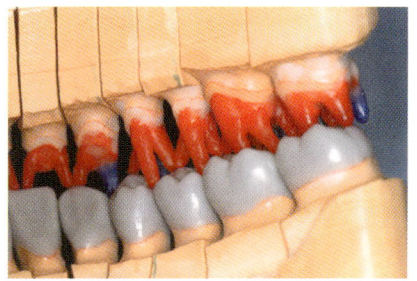

ま使用した。下顎の咬合平面はAxis Orbital Plane（AOP）に対して10°に設定した。咬合平面板を使用し下顎中切歯切縁と下顎第一大臼歯遠心咬頭のコーンでその角度を付与した（図6-15）。

下顎の機能咬頭（アクティブ・セントリック）を上顎のパッシブ・セントリックに嵌合させ、セントリック・ストップを確立し、安定した咬頭嵌合位での接触関係を構築した（図6-16）。ついで下顎の歯冠外形を整え、上顎は後方大臼歯から前方歯へと調節性インサイザル・テーブルを使用してワックスアップを順次進めていった（図6-17、18）。

臼歯部の頬側咬頭内斜面の傾斜角度から犬歯への

73

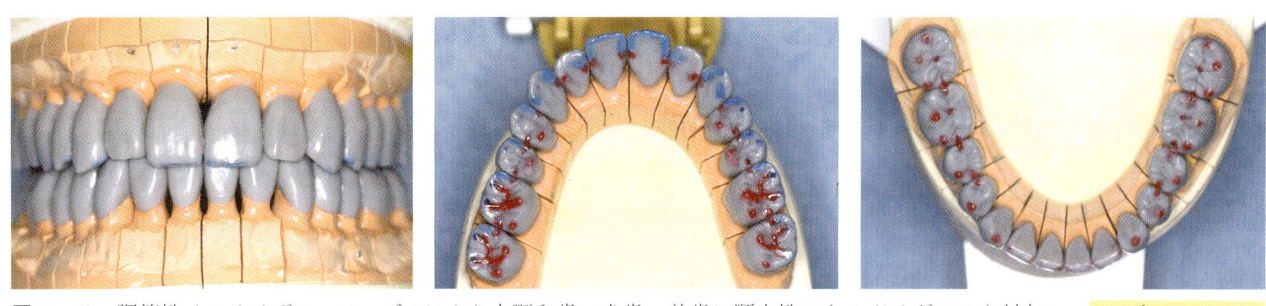

第6章 ブラキシズムに対応した咬合治療の実際

図6-19 調節性インサイザル・テーブルにより上顎臼歯、犬歯、前歯に順次性のあるガイダンスを付与し、シークエンシャル咬合の完成。

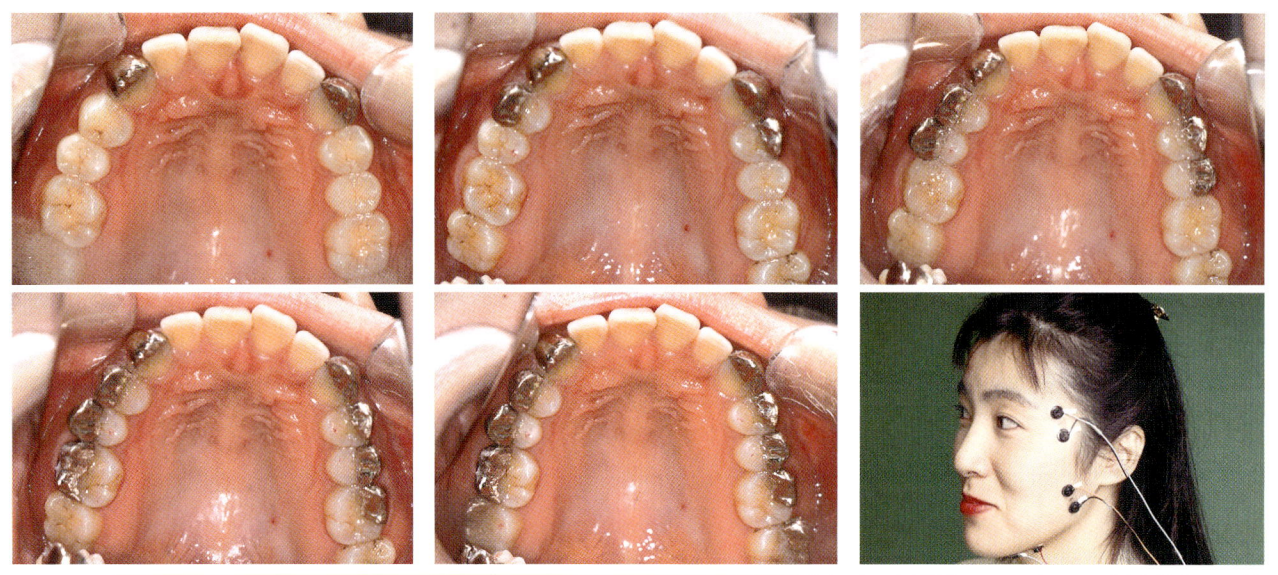

図6-20 実験的な咬合接触の付与によるグラインディング時の筋活動の検討。咬合面に金属製のガイダンスを順次装着して筋電図による筋活動を測定した。

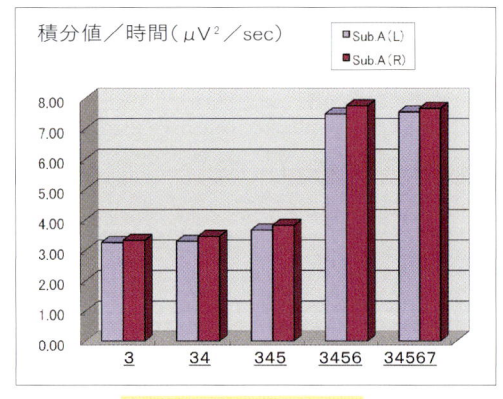

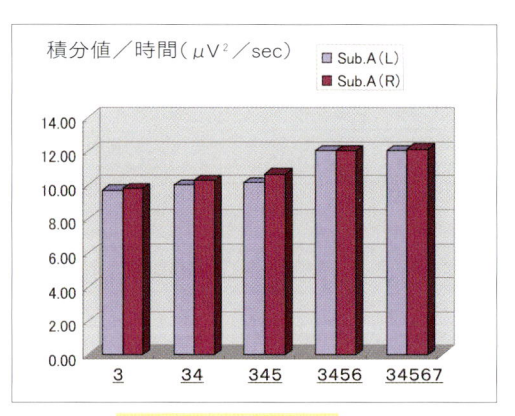

図6-21 側頭筋の筋活動の変化。後方歯の接触によってグラインディング時の筋活動が増加した。

図6-22 咬筋の筋活動の変化。後方歯の接触によってグラインディング時の筋活動が増加した。

傾斜角度は、調節性インサイザル・テーブルを変更して1歯ごとにコントロールしていく。ここがもっともこの順次誘導咬合の特徴的で理論的なステップの過程である（図6-19）。このときのインサイザル・テーブルの角度によって犬歯から後方臼歯に付与する舌面の傾斜角度、咬頭内斜面の角度、そして前歯部舌面の傾斜角度は決定されるが前方運動、側方運動時の顆路角がベースになっている（表6-3）。

最終補綴装置

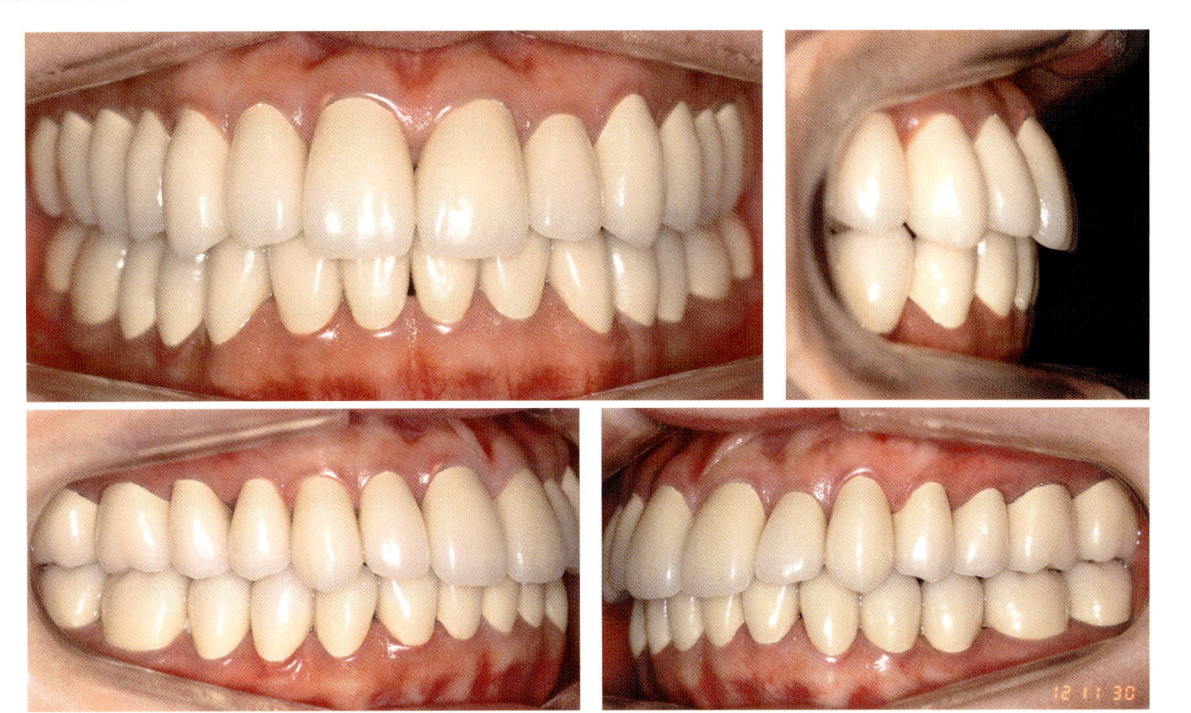

図6-23 シークエンシャル咬合を付与したメタルセラミッククラウン（金属焼付用低溶陶材使用）。

表6-3　インサイザル・テーブルの傾斜角度

上顎前歯	60°
上顎犬歯	50°
上顎第一小臼歯	43°
上顎第二小臼歯	34°
上顎第一大臼歯	27°
上顎第二大臼歯	19°

（傾斜角度は矢状顆路角から算出した）

ここで、咬合様式と筋活動の関係についての実験的研究について見てみる。咬頭嵌合位が安定し、グループ・ファンクション咬合を有する被験者の上顎犬歯舌面から臼歯頬側咬頭内斜面にメタルガイドを固定し、被験者に意識下でグラインディング運動を行った。そのときの咬筋および側頭筋の表面電極間の筋活動（積分値）について比較検討を行った（図6-20）。側頭筋と咬筋もともに犬歯単独による接触から、臼歯の咬合接触領域が増えるにしたがってグラインディング時の筋活動は増加していくことが観察された（図6-21、22）。このような結果から、インサイザル・テーブルの傾斜角度を調節し、後方臼歯の頬側咬頭内斜面の展開角度を前方歯にいくにしたがって徐々に急峻にしていく順次誘導咬合は、咬合接触によって生じる筋活動を可及的に少なくなるようにコントロールし、顎関節、筋肉そして歯、歯周組織に加わる負担を少なくすることができる咬合様式であるといえる。

今回、患者の審美的要望もあり、最終補綴装置装着は天然歯に近い結晶構造を有するメタルセラミッククラウン（IPS d. SIGN；金属焼付用低溶陶材）で製作した（図6-23）。

術後の下顎運動および下顎位は最終補綴装置を装着し、6か月後の下顎運動のデータである前後運動、側方運動、開閉口運動ともに十分な長さと安定した運動経路を示している（図6-24）。下顎基準位（RP）と咬頭嵌合位（ICP）の距離は0.1mm程度で、術前のときとほぼ同一の顆頭位が維持されている（図6-25）。グラインディング・シフトパターンでは右側、左側ともに、非接触運動経路上に一致するパターン（Neutral）が得られ、付与した咬合面上で確実な咬合支持が保たれ、左右に均等かつ適切なグラインディ

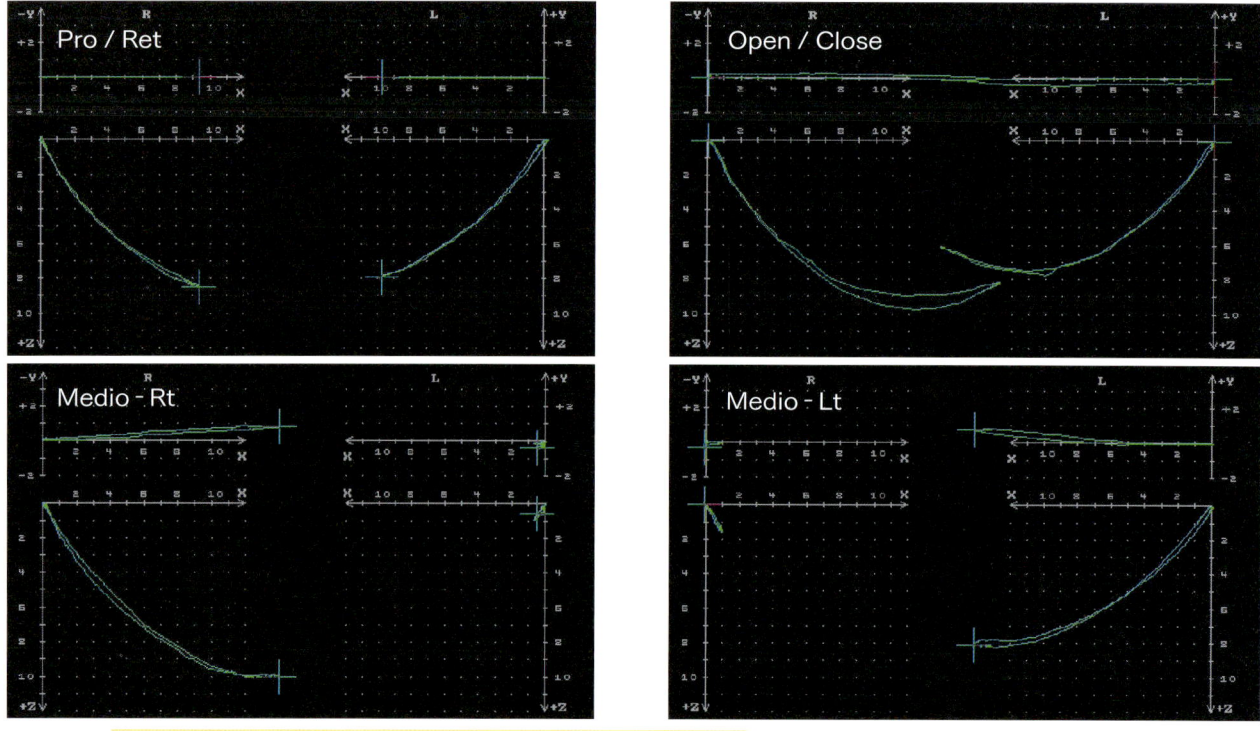

第6章 ブラキシズムに対応した咬合治療の実際

図6-24 最終補綴装置装着時のコンディログラフによる下顎運動データ。

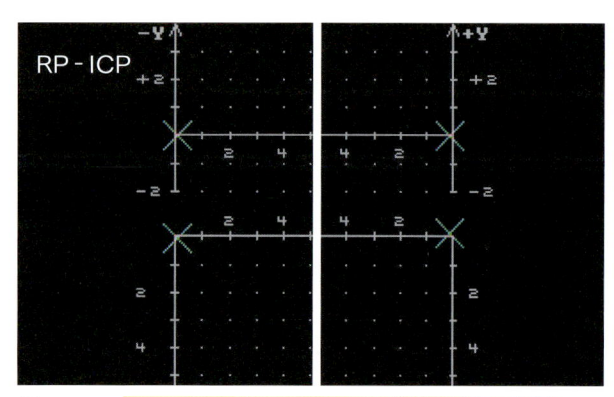

図6-25 コンディログラフによる下顎偏位量の計測（最終補綴装置装着後：RP-ICP）。

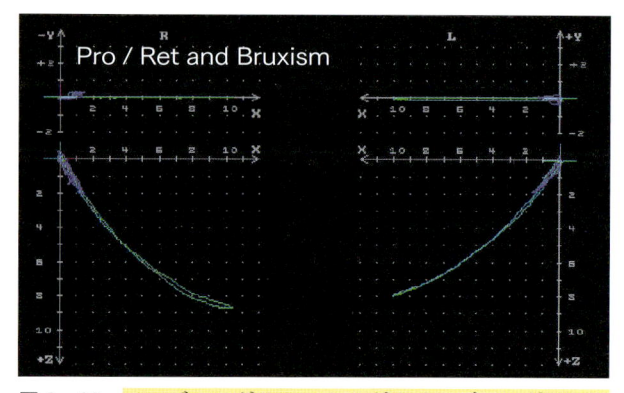

図6-26 コンディログラフによるグラインディング・シフトパターン（最終補綴装置装着後：両側一致パターン）。

ング運動が行われていることが確認できた（図6-26）。この新たな咬合状態において夜間睡眠時にブラキシズムが行われた場合には、犬歯を中心にした前方歯群で顎関節や筋肉に負担の少ないブラキシズムが行われることになると想像できる。

4 ブラキシズムへの対応の確認

最終補綴装置装着1年後、2年後の口腔内写真を図6-27に示す。補綴装置、歯周組織、頭頸部筋および顎関節にとくに問題はない。また咀嚼運動、嚥下、発語など機能的問題もなく、日常生活もきわめて良好である。この間まだブラックスチェッカーは開発されていなかったため、ブラキシズムの評価は行うことはできなかった。補綴装置装着3年後、5年後、7年後の口腔内写真（図6-28）と、それぞれの時期のブラックスチェッカーによる評価[27]を示す（図6-27）。なお、ブラキシズムによるブラックスチェッカー上のインク剥がれ程度は、P-0（剥がれなし）、P-1（軽度の剥がれ）、P-2（中程度の剥がれ）、P-3（著しい剥がれとフォイル穿孔）の4段階で判定（著者考案）した（図6-29）。

図6-27 最終補綴装置装着後の経過（1年後、2年後）。

1 year after

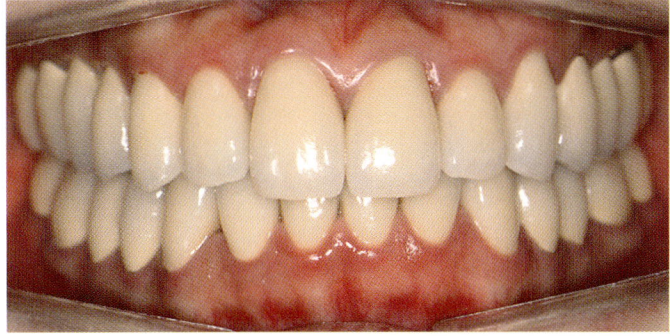

2 years after

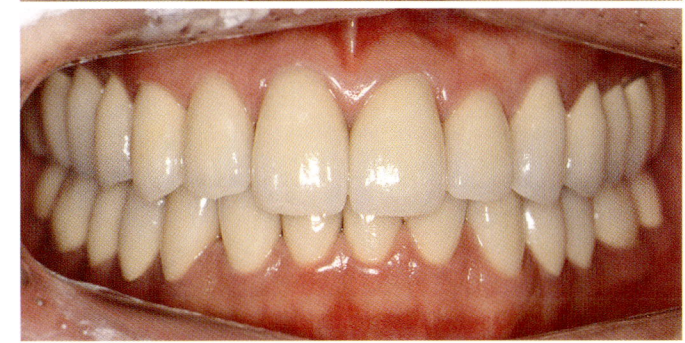

図6-28 最終補綴装置装着後の経過（3、5、7年後）。

3 years after

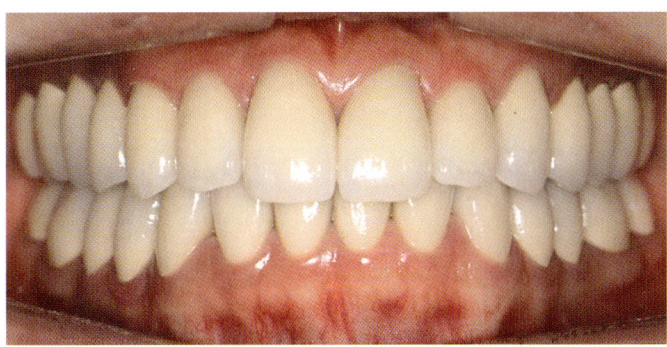

5 years after

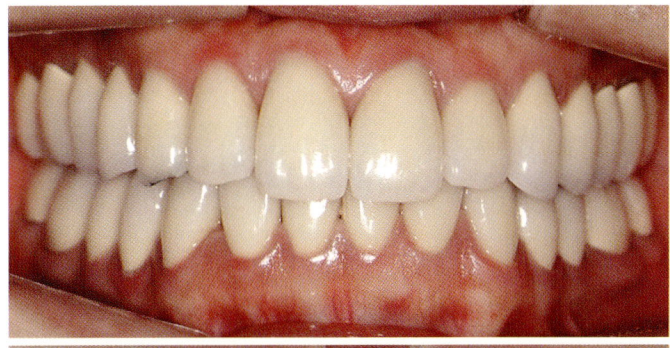

7 years after

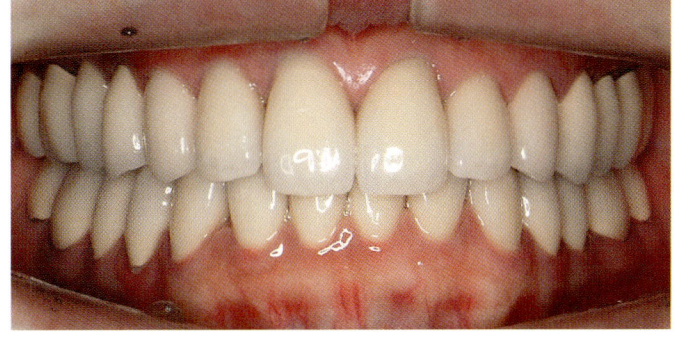

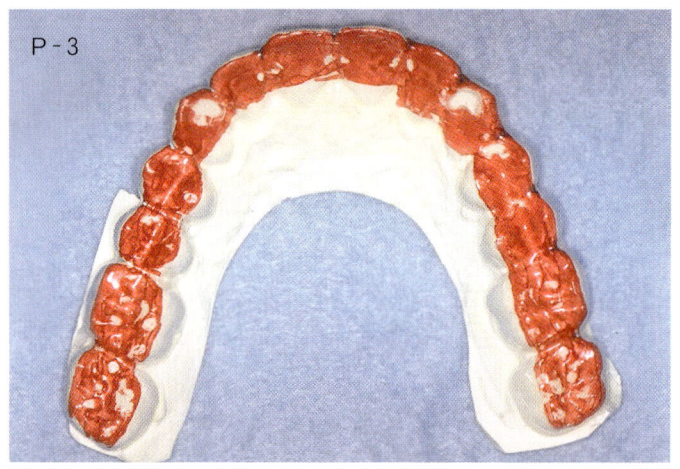

第6章 ブラキシズムに対応した咬合治療の実際

図6-29 最終補綴装置装着後のブラックスチェッカーによる判定。P0：フォイル上インク剥がれなし、P1：軽度の剥がれ、P2：中程度の剥がれ、P3：著しい剥がれとフォイル穿孔。

3 years after

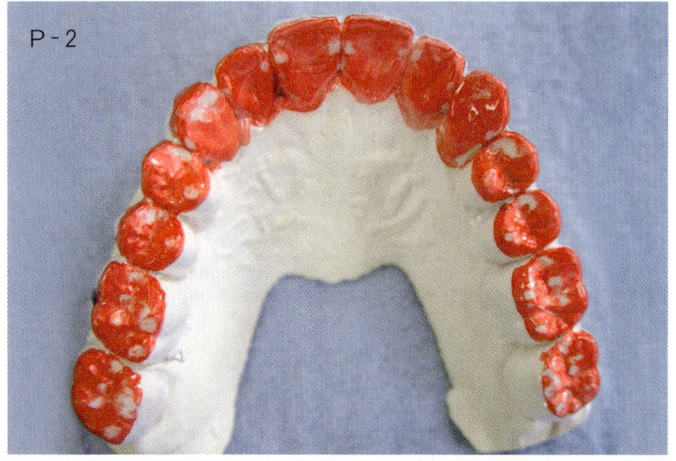

5 years after

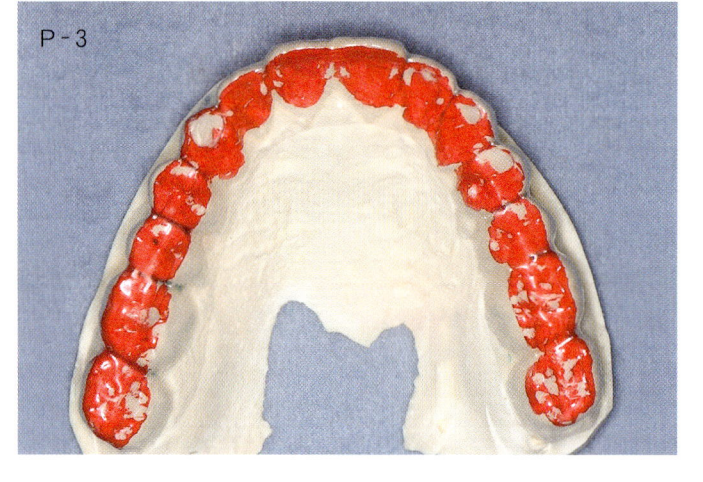

7 years after

4-1 最終補綴装置装着3年後

ブラックスチェッカーにより夜間睡眠時のブラキシズムの部位を確認した。左右臼歯部には咬頭嵌合位に一致した接触点、それから左右の犬歯舌面に比較的大きな接触滑走領域および左側第一小臼歯のみ頰側咬頭内斜面近心部分に滑走領域が観察された。したがって夜間睡眠時のブラキシズムは右側犬歯、そして左側犬歯および第一小臼歯で行われていることが判定できる。インクの剥がれ程度の判定は犬歯にフォイル穿孔が認められたため"P-3"の判定であった。

4-2 最終補綴装置装着5年後

ブラックスチェッカーによるブラキシズム部位は、

3年後のものと比較すると両側とも第一小臼歯頬側咬頭内斜面上の接触滑走領域が増大し、新たに後方の隣接歯である第二小臼歯頬側咬頭内斜面上に明確な接触滑走領域が出現してきている状況が観察された。インクの剥がれ程度の判定はフォイル穿孔がなかったため"P‐2"であった。

4‐3　最終補綴装置装着7年後

　ブラックスチェッカーによるブラキシズム部位は、5年後のものと比較すると主に小臼歯部の接触滑走領域がさらに拡大した状況が観察できた。しかしながら、大臼歯部では咬頭嵌合位での接触が確実に依然確保され、側方運動時の接触滑走部位はほとんどなく、装着3年後の部位とほとんど変わっていないことがわかる。インクの剥がれ程度の判定は、犬歯および第一小臼歯にフォイル穿孔が認められ"P‐3"の判定であった（図6‐29）。

　3、5、7年後の経時的なブラックスチェッカーの観察から注目すべきことは、ブラキシズムによる接触滑走領域が前方歯群から後方歯群に徐々に順序よく広がってきていることである。そして、7年経過した現在でも大臼歯部の咬合面にはブラキシズムによる接触滑走領域はいまだ観察されず、セラミッククラウンの破折や歯周組織への影響も観察されない。これは最終補綴装置を製作するワックスアップの時点で、調節性インサイザル・テーブルを前方歯群から後方歯群に行くにしたがって徐々にゆるくして製作したことによって、ブラキシズムによる陶材の摩耗が前方の歯から後方の歯に徐々に進行し、咬合接触状態が年々変化し、ほぼワックスアップの順序どおりに咬合接触が現われているのである。したがって、Slavicek Rが提唱した順次誘導咬合の概念はブラキシズムを考慮し筋活動を低くコントロールでき、またその摩耗による咬合接触状況の出現部位をブラックスチェッカーで観察すると、歯科治療の長期経過においてきわめて予知性の高い咬合様式であることがわかる。

5　まとめ

　"Sequential Guidance with Canine Dominance"は、咀嚼器官の機能の1つ"Stress Management"を実践する場（ツール）として提唱された咬合様式のコンセプトである。しかしながら、広範囲の咬合崩壊あるいは大きな咬合異常が認められる場合、咬合再構成を実施するための咬合の基準（指標）として具体的な臨床術式を含めた咬合のコンセプトでもある。そしてこの咬合様式のもっとも重要なポイントは、咬頭嵌合位において咬合力が加わったときに臼歯部における左右均等な咬合支持、そして偏心運動を行った場合の臼歯部離開咬合を達成するための咬合と下顎運動をリンクさせた考え方を調節性咬合器によって達成可能であることである。

　そして、咬合崩壊を起こした口腔内環境を人工的な咬合の概念により咬合再生を行う、咬合高径の回復、適切な水平的下顎位の設定、臼歯部での咬合支持の獲得、前方歯群によるアンテリア・ガイダンスの復活、そして再度無理なくブラキシズムによる人工咬合のエイジングを行わせる、いわば時間の逆戻りを行わせ、歯、歯周組織、顎関節などにかかる負荷を減弱させる手法である。このことを今回全顎的な補綴装置装着後のアンテリア・ガイダンスが徐々に進行している咬耗状態をブラックスチェッカーで確認することができ、口腔内環境が健全に保全されていることを実際の臨床例を通じて提示することができた。さらに、長期にわたる経過観察が必要であることはいうまでもないが、適切な咬合の付与が複雑な環境の中で生きている人間の身体および精神に与える影響として重要なファクターとなることを期待する。

参考文献

1. Lobbezoo F, Lavigne G, Tanguary R, Montplaisir JY. The effect of the catecholamine precursor L-dopa on sleep bruxism. A controlled clinical trial. Mov Disord 1997；12：73‐78.
2. Lobbezoo F, Naeije M. Bruxism is mainly regulated centrally, not peripherally. J Oral Rehabil 2001；28：1085‐1091.
3. Lavigne GJ, Soucy JP, Lobbezoo F, Manzini C, Blancher PJ, Montplaisir JY. Double blind, crossover, placebo-controlled trial with bromocriptine in patients with sleep bruxism. Clin Neurophamacol 2001；4：145‐149.
4. Lvigne GJ, Kato T, Kolta A, Sessele BJ. Neurobiological mechanisms involved in sleep bruxism. Crit Rev Oral Biol Med 2003；14：30‐46.

5. Lobbezoo F, van Denderen RJ, Verheij JGC, Naeije M. Reports of SSRI-associated bruxism in the family physician's office. J Orofac Pain 2001；15：340-346.
6. Winocur E, Gavish A, Voikovitch M, Emodi-Perlman A, Eli I. Drugs and bruxism：A critical review. J Orofac Pain 2003；17：99-111.
7. Saletu A, Parapatics S, Saletu B, Anderer P, Prause W, Putz H, Adelbauer J, Saletu-Zyhlarz GM. On the pharmacotherapy of sleep bruxism：placebo-controlled polysomnographic and psychometric studies with clonazepam. Neuropsychobiology 2005；51：214-225.
8. Cannistraci AJ. A method to control bruxism：biofeedback-assisted relaxation therapy. J Am Soc Prev Dent 1976；6：12-15.
9. Rubeling RR Jr. Treating patients through biofeedback therapy. Dent Stud 1979；57：57-62.
10. Wieselmann-Penkner K, Janda M, Lorenzoni M, Polansky R. A comparison of the muscular relaxation effect of TENS and EMG-biofeedback in patients with bruxism. J Oral Rehabil 2001；28：849-853.
11. Shulman J. Teaching patients how to stop bruxing habits. J Am Dent Assoc 2001；132：1275-1277.
12. Treacy K. Awareness/relaxation training and transcutaneous electrical neural stimulation in the treatment of bruxism. J Oral Rehabil 1999；26：280-287.
13. Manns A, Miralles R, Adrian H. The application of audiostimulation and electromyographic biofeedback to bruxism and myofascial pain-dysfunction syndrome. Oral Surg Oral Med Oral Pathol 1981；52：247-252.
14. Dube C, Rompre PH, Manzini C, Guitard F, de Grandmont P, Lavigne GJ. Quantitative polygraphic controlled study on efficacy and safety of oral splint devices in tooth-grinding subjects. J Dent Res 2004；83：398-403.
15. Van der Zaag J, Lobbezoo F, Wicks DJ, Visscher CM, Hamburger HL, Naeije M. Controlled assessment of the efficacy of occlusal stabilization splints on sleep bruxism. J Orofac Pain 2005；19：151-158.
16. Ackerman JB. A new approach to the treatment of bruxism and bruxomania. N Y State Dent J 1966；32：259-261.
17. Quinn JH. Mandibular exercises to control bruxism and deviation problems. Cranio 1995；13：30-34.
18. Quinn JH. Treating bruxism and clenching. J Am Dent Assoc 2000；131：723.
19. Ford RT, Douglas W. The use of composite resin for creating anterior guidance during occlusal therapy. Quintessence Int 1988；19：331-337.
20. Slavicek R. Prinzipien der Okklusion. Informationen 1982；3/4：171-212.
21. 玉置勝司，藤原 基，吉野正浩，木本克彦．可撤式歯型を用いた天然歯におけるガイドの傾斜角度とその部位に関する研究―第1報 ClassI級歯列について．顎咬合学会誌 咬み合わせの科学 1999；20：80-84.
22. 玉置勝司，藤原 基，佐藤貞雄．咬合，様式の違いが睡眠時ブラキシズムに与える影響について．神奈川歯学 2003；38：190-193.
23. 玉置勝司，原田政彦．下顎運動データによる機能的咬合面の製作法―CADIAXコンパクトとアーテックスARの臨床応用．Quintessence Dental Technology（Tokyo）2003；28：23-34.
24. 玉置勝司，三橋 晃，土田佳代，榊原功二．QDT特集 プロビジョナルレストレーションの活用法 臨床応用1 ブラキシズムを考慮したプロビジョナルレストレーションの製作法．Quintessence Dental Technology（Tokyo）2004；29：56-61.
25. 玉置勝司，三橋 晃，池田龍典．私の咬合診査法―基礎知識から診査機器の有効活用まで「キャディアックス・コンパクト」を用いた咬合診査．日本歯科評論 2004；64：71-82.
26. Tamaki K, Ikeda T, Wake H, Toyoda M. An Assessment of Condylar Dynamics Associated with Grinding Movements Part 1. Pattern Analysis of Condylar Dynamics. Prosthodont Res Pract 2007；6；28-33.
27. Katsushi Tamaki, Tatsunori Ikeda, Hiroyuki Wake and Minoru Toyoda. A Study on Clinical Evaluation of Sleep Bruxism-Application of BruxCheker® and BiteStrip®. Bull Kanagawa Dent Coll 2007；35：17-23.

索 引
（欧文・和文の順）

欧文

A
A コンタクト ……………………………………… 57
ABC コンタクト …………………………………… 59
ACTH ……………………………………………… 17,19
AOD ………………………………………………… 47
AOP ………………………………………………… 73
Axis Orbital Plane ……………………………… 73

B
B コンタクト ……………………………………… 58

C
C コンタクト ……………………………………… 59
CI …………………………………………………… 47
CRH ………………………………………………… 18,19

D
DRP ………………………………………………… 38
Deranged RP ……………………………………… 38

F
F1 ………………………………………………… 41,54
F2 ………………………………………………… 41,54
F3 …………………………………………………… 54

G
GOP ………………………………………………… 54
Gingival Cleft ……………………………………… 5
Girrbach 咬合器 ………………………………… 40

H
HPA 軸 …………………………………………… 17

I
ICP ………………………………………………… 75
IOA ………………………………………………… 55
Internal Derangement …………………………… 9

M
Mutually Protection ……………………………… 30

N
nNOS ……………………………………………… 19

R
RCI ………………………………………………… 47
RP ………………………………………………… 38,75
Reference Position ……………………………… 38

S
SCI ………………………………………………… 47
SAM 咬合器 ……………………………………… 40

T
TRP ………………………………………………… 38
Therapeutic RP …………………………………… 38

U
Unstrained Border Position …………………… 40

W
Wilson 湾曲 ……………………………………… 58

和文

あ
アクティブ・セントリック …………………… 24,45,53
アブフラクション ………………………………… 2,29

い
インサイザル・テーブル ………………………… 54
インターコロナル・オープニングアングル …… 55
胃潰瘍 ……………………………………………… 17
　　ストレス性―― ……………………………… 19

う
ウィークリンク …………………………………… 11

え
エミネンス……………………………………32, 38

お
オクルーザル・ガイダンス……………………34

か
ガイディングエリア……………………………24
下顎基準位………………………………………75
下顎頭蓋系………………………………………38
下顎の回転………………………………………27
顆路角……………………………………26, 47
　　相対——………………………………47
顆路傾斜…………………………………………32
外骨症……………………………………………2
顎関節……………………………………………34
　　——内障……………………………2, 9
　　——の弛緩……………………………27
滑走運動…………………………………………34
滑膜関節………………………………………34, 38
関節円板…………………………………………38

き
基準位……………………………………38, 40
　　下顎——………………………………75
機械的防御機構…………………………………7
臼歯離開…………………………………………38
筋緊張……………………………………………2
緊張性頭痛………………………………………8

く
クレンチング……………………………………28
グラインディング………………………………28
　　——運動………………………………31
グループ・ファンクション……………………28
グループ誘導型…………………………………42
楔状欠損…………………………………………2

け
犬歯誘導…………………………………28, 34
　　——型…………………………………42

原始睡眠…………………………………………16

こ
コンタクト
　　A ——…………………………………57
　　ABC ——……………………………59
　　B ——…………………………………58
　　C ——…………………………………59
コンディログラフ………………………………42
交感神経系………………………………………16
攻撃性……………………………………14, 17
咬合干渉…………………………………………39
咬合採得…………………………………………38
咬合支持…………………………………27, 39
　　——が喪失……………………………68
咬合接触…………………………………………42
咬合平面
　　——の傾斜……………………41, 47
　　ナソロジカル——……………………54
咬合誘導路の傾斜………………………………41
咬頭嵌合位………………………………………75
咬頭干渉…………………………………………39
咬頭傾斜角………………………………………47
後退位……………………………………………40

さ
３次元デジタイザー……………………………41
SAM 咬合器……………………………………40
鰓器官……………………………………………14
鰓腸………………………………………………14

し
歯冠内開口角……………………………………55
歯周組織の破壊…………………………………2
歯肉退縮…………………………………………5
自律神経系………………………………………17
順次誘導咬合……………………………29, 34, 66
順次離開…………………………………………52
情報ストレス……………………………………15
情報性攻撃行動…………………………………14

す
ストレス
　——性胃潰瘍 …… 19
　——発散 …… 15
　情報—— …… 15
垂直性骨吸収 …… 7
睡眠
　——段階 …… 16
　——ブラキシズム …… 14
　原始—— …… 16

せ
セファログラム …… 47

そ
咀嚼筋の緊張 …… 8
早期接触 …… 39
相互保護 …… 24,30
相対顆路角 …… 47
側方ガイダンス …… 56
側方湾曲 …… 58

た
タッピング …… 28

ち
中心位 …… 38

な
ナソロジカル咬合平面 …… 54

の
ノルアドレナリン …… 17

は
パッシブ・セントリック …… 24,53

ふ
ファンクショナル・エステティック・ライン …… 24,53
ファンクショナル・ポイント1 …… 54
ファンクショナル・ポイント2 …… 54
ファンクショナル・ポイント3 …… 54
フェイスボウ・トランスファー …… 41
フリーラジカル …… 19
プロビジョナル・レストレーション …… 70
ブラキシズム
　——運動 …… 45
　睡眠—— …… 14
ブラックスチェッカー …… 31,42,76,78

へ
ベネット運動 …… 25,54
辺縁系 …… 14

ま
マイクロ・クラック …… 4

み
ミュチュアリー・プロテクション …… 24

め
メディオトルージョン …… 25
免疫系 …… 17

ゆ
有機咬合 …… 24

ら
ラテロトルージョン …… 24

り
リトルーシブ・バリヤー …… 57
離開角 …… 47

れ
レム期 …… 16

わ
ワックスアップ …… 52

著者略歴

佐藤貞雄 さとう さだお

1971年	3月	神奈川歯科大学歯学部卒業
1971年	4月	神奈川歯科大学　助手(歯科矯正学)
1978年	4月	神奈川歯科大学　講師
1979年	10月	歯学博士
1981年	9月	米国アラバマ大学1年間留学(生化学教室，W.T.Butler教授)
1989年	11月	神奈川歯科大学　助教授
1991年	9月	日本MEAW研究会会長(〜2000年)
1996年	9月〜	神奈川歯科大学　歯科学成長発達講座歯科矯正学分野教授
2001年	10月〜	オーストリア，ドナウ大学　客員教授
2004年	10月〜	米国タフツ大学　客員教授

玉置勝司 たまき かつし

1982年	3月	神奈川歯科大学歯学部卒業
1982年	4月	神奈川歯科大学　助手(歯科補綴学)
1989年	4月	神奈川歯科大学　講師(歯科補綴学)
1992年	12月	歯学博士
1995年	4月	オーストリア，ウィーン大学補綴学講座に1年間留学
2006年	9月	神奈川歯科大学附属病院臨床教授
2008年	4月〜	神奈川歯科大学　顎口腔機能修復科学講座歯科補綴学分野　咬み合わせリエゾン診療科教授

榊原功二 さかきばら　こうじ

1968年	3月	愛歯技工専門学校卒業
		同　技工専門学校助手として5年間勤務
1974年	4月	東京都日本橋　矢沢歯科医院入社
		（元日本顎咬合学会長，矢沢一浩先生）
1986年	8月	同　退社
1986年	9月	東京都目黒区にて開業
1994年	1月	オーストリア，ウィーン大学留学(短期)
1997年	8月	ウィーン大学公認指導技工士
2001年	4月～	日技認定講師
2005年	4月～	明倫短期大学技工科臨床教授

ブラキシズムの臨床　その発生要因と臨床的対応

2009年2月10日　第1版第1刷発行
2014年10月5日　第1版第2刷発行

編　　者　佐藤　貞雄／玉置　勝司／榊原　功二

発　行　人　佐々木　一高

発　行　所　クインテッセンス出版株式会社
　　　　　　東京都文京区本郷3丁目2番6号　〒113-0033
　　　　　　クイントハウスビル　電話 (03)5842-2270(代表)
　　　　　　　　　　　　　　　　　　(03)5842-2272(営業部)
　　　　　　　　　　　　　　　　　　(03)5842-2279(書籍編集部)
　　　　　　web page address　http://www.quint-j.co.jp/

印刷・製本　サン美術印刷株式会社

©2009　クインテッセンス出版株式会社　　　禁無断転載・複写
Printed in Japan　　　　　　　落丁本・乱丁本はお取り替えします
　　　　　　　　　　　　　　　ISBN978-4-7812-0059-0 C3047

定価は表紙に表示してあります